CONTAGION

DE LA

PHTHISIE PULMONAIRE.

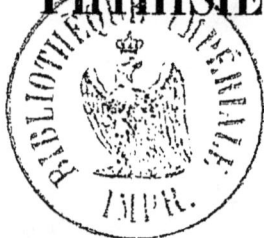

CONTAGION

DE LA

PHTHISIE PULMONAIRE.

───⟨⟨⟩⟩───

RAPPORT

PRÉSENTÉ A LA SOCIÉTÉ IMPÉRIALE DE MÉDECINE, CHIRURGIE ET
PHARMACIE DE TOULOUSE ;

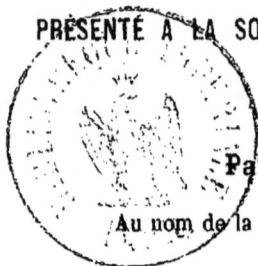

Par M. le docteur ARMIEUX,

Au nom de la Commission du grand Prix pour l'année 1868 ,

Lu en Séance publique , le 17 mai 1868

───⟨⟨⟩⟩───

TOULOUSE ,

IMPRIMERIE CH. DOULADOURE ;

ROUGET FRÉRES ET DELAHAUT, SUCCESSEURS,

RUE SAINT-ROME , 39.

——

1868.

RAPPORT

SUR LA

CONTAGION DE LA PHTHISIE PULMONAIRE [1];

Par M. le docteur ARMIEUX.

MESSIEURS,

Le monde médical se préoccupe beaucoup en ce moment d'une maladie terrible qui a ses racines dans la constitution organique des individus, et dont les ravages menacent de ruine la société; je veux parler de la phthisie pulmonaire. C'est une question pleine d'actualité; à ce titre, j'espère obtenir votre indulgente attention.

Par une bizarrerie singulière, tandis que nous guérissons facilement des maladies inconnues dans leur essence, telle

---

[1] Au nom d'une commission composée de MM. Cayrel, Ressayre, Roque-d'Orbscastel fils, Timbal-Lagrave, Lafont-Gouzi, Janot, Armieux, *rapporteur*.

que la fièvre intermittente, nous sommes complétement désarmés contre la phthisie, dont la nature et les lésions nous sont parfaitement connues. Cependant, l'histoire de cette affection vient d'entrer dans une phase nouvelle, et les expériences de M. Villemin, confirmées de tous les côtés, sont venues faire une révolution dans nos idées en nous apprenant que la matière tuberculeuse peut être inoculée et se reproduire par intromission d'un organisme dans un autre, à la façon des maladies virulentes. Ce fait important, communiqué à l'Académie de médecine le 5 décembre 1865, a donné lieu à des discussions animées au sein du Congrès international de médecine, réuni à Paris en 1867, et à l'Académie de médecine, où elles durent encore, après avoir fourni l'occasion à plusieurs orateurs de porter le débat dans les plus hautes régions de la science.

La Société de médecine de Toulouse n'avait pas attendu cette impulsion nouvelle pour s'occuper avec sollicitude de cette grave maladie. Déjà, en 1864, elle avait posé la question de la thérapeutique de la phthisie pulmonaire, et couronné, sur le brillant rapport de M. Giscaro, le Mémoire de M. Millet, de Tours.

En 1866, elle mettait au concours, pour le grand prix, l'étude de la contagiosité de la phthisie pulmonaire, devançant ainsi, et prévoyant, en quelque sorte, l'intérêt qui allait s'attacher à ces recherches étiologiques, placées actuellement à l'ordre du jour de toutes les Sociétés savantes. C'est là un grand honneur pour elle, et je le revendique en son nom.

Le sujet à traiter a été déterminé par vous en ces termes : *Établir, par des expériences, et surtout par des observations cliniques, si la phthisie est ou non contagieuse. Dans le cas de l'affirmative, quelles sont les conséquences pratiques qu'on en pourrait déduire.*

Le programme était net et précis; il pouvait tenter bien des esprits par son immense intérêt; il pouvait en effrayer beaucoup par l'étendue et les difficultés de la tâche.

Un seul concurrent a répondu à votre appel. Son volumineux Mémoire porte pour épigraphe : *Nulla autem est alia pro certo noscendi via, nisi quam plurimas et morborum et dissectionum historias, tum aliorum, tum proprias collectas habere, et inter se comparare.*

Vous avez nommé une Commission de sept membres, chargée de vous rendre compte de ce travail. J'ai été choisi pour son rapporteur; honneur que j'aurais dû décliner, car il m'imposait un labeur dont je n'avais pas mesuré l'étendue et les difficultés, et que je crains de n'avoir pas su rendre digne de vous.

Mon premier soin, Messieurs, sera de vous donner une analyse fidèle du mémoire de notre concurrent.

Cet ouvrage comprend 47 pages d'une écriture compacte, et qu'on peut évaluer à 130 pages d'impression, in-8°.

Au premier abord, on reconnaît que l'auteur est étranger, allemand sans doute; et à la difficulté de la lecture est venue se joindre l'intelligence d'un texte parfois obscur, d'un style toujours pénible et semé de néologismes pleins d'audace.

Votre Commission a mis sept séances pour déchiffrer ce manuscrit. Disons de suite que l'intérêt de cette lecture en a fait souvent oublier les fatigues.

L'auteur commence par donner un historique de la contagiosité de la phthisie pulmonaire. Cet historique est une revue bibliographique de tous les auteurs qui ont cru à la contagion de la phthisie, depuis Hippocrate jusqu'à nos jours.

Dans l'impossibilité de citer tous les textes, nous avons pensé qu'il serait utile d'annexer cette bibliographie à notre rapport, où elle pourra être consultée par tous ceux qui s'occupent de cette question.

On y verra que, tout en recueillant les opinions favorables à la contagion, l'auteur cherche à répondre aussi à une partie du programme, c'est-à-dire, à rassembler un grand nombre d'observations qui prouvent la transmission de la maladie d'un individu malade à un sujet sain.

Voici le plan qu'il s'est tracé : division du Mémoire en trois parties. Dans la première, réunir les observations cliniques qui certifient la contagiosité de la phthisie pulmonaire ; dans la deuxième, relater les expériences propres à venir à l'appui de cette opinion ; dans la troisième, exposer les conséquences pratiques qu'on peut en déduire.

En tête de son ouvrage l'auteur pose catégoriquement cette proposition : *La contagiosité de la phthisie pulmonaire est un fait constaté de tous les temps. Il est mis hors de doute, chez tous les peuples civilisés, par d'innombrables observations cliniques, et, de nos jours, on s'occupe de le confirmer par des expériences.*

Sa conviction est donc bien arrêtée, et tous ses efforts vont tendre à la faire passer dans l'esprit de ses lecteurs.

Quoique la question à traiter doive se restreindre à la contagiosité de la phthisie, cependant notre concurrent se propose de faire quelques excursions sur le terrain des autres éléments de la maladie, et de les présenter sous un jour qui explique cette contagiosité : c'est pourquoi il dira un mot de la puissance nosogénique, ou principe créateur de la phthisie, qui n'est autre que la *force biocratique* troublée, déviée ; de la substance *nosoplastique* qui lui sert de laboratoire ; puis du produit pathologique ou *tubercule,* considéré dans ses divers stades d'état, de transformation : enfin, il consultera la *physique biologique,* la *zoochimie* et l'*histologie pathologique,* qui lui fourniront des arguments et des éléments de conviction.

Nous ne suivrons pas l'auteur dans les développements de ces questions, dont quelques-unes ont paru à votre Commission obscures, peu acceptables, même en tenant compte du milieu scientifique où vit l'auteur.

Il examinera ensuite si la contagiosité est possible, si rien ne la contredit ; enfin, dans quelles conditions de localités, de race, de nation, de climat elle se montre de préférence.

L'historique de la contagiosité de la phthisie pulmonaire est très-long ; il occupe presque la moitié du Mémoire que nous analysons. L'auteur y fait preuve d'une grande connaissance de la littérature médicale de tous les temps, de tous les pays. Il nous donne des citations extraites d'Hippocrate, de Galien, d'Aristote, d'Aphrodisius, d'Avicenne. Egalement versé dans la philosophie médicale, il fait des rapprochéments ingénieux entre les divers systèmes, les diverses doctrines qui ont dominé la science à ses différents âges, et il a l'habileté d'en tirer des conséquences en faveur de la thèse qu'il défend.

Ainsi, pour lui, la théorie de la putréfaction, exposée par Aristote, conservée dans le galénisme et l'arabisme, est en connexion avec la théorie des éléments. En effet, le feu (πυρ), principe élémentaire de la fièvre et de l'inflammation, s'il est purificateur est aussi une cause de putréfaction, et la chaleur favorise singulièrement les contagions, les miasmes, leur germination et leur propagation.

Au XVIIe siècle, les Médecins rivalisent pour expliquer, affirmer, vérifier et constater la contagiosité de la phthisie pulmonaire, qui, à cette époque, fut mise hors de doute.

Peu à peu la question gagne du terrain; elle trouve des adhérents partout. La phthisie pulmonaire étant une maladie *ubiquitaire,* est observée dans toutes les contrées, et chez toutes les nations européennes elle est déclarée contagieuse. Elle l'est des deux côtés des Alpes, où les conditions de race et de climat sont bien différentes; elle l'est des deux côtés des Pyrénées, surtout en Portugal, où, du temps de Fernel, la maladie était aussi commune et aussi dangereuse qu'elle l'est aujourd'hui en Angleterre.

Aux données historiques concernant son sujet, l'auteur ajoute un tableau animé des théories, des systèmes, des controverses qui agitèrent la médecine au commencement du XVIIIe siècle.

Quant à la contagiosité de la phthisie, elle s'affirme de plus en plus: pendant dix-sept siècles son évidence va toujours croissant; le XVIIIe siècle lui prête un cachet de validité universel et permanent; le XIXe siècle la constate par des expériences irréfragables.

Au xviiiᵉ siècle, non-seulement la contagiosité de la phthisie
pulmonaire est regardée, dans toute l'Europe savante, comme
un fait incontestable, mais elle est accusée d'avoir, à cette
époque, accru considérablement le nombre des phthisiques :
aussi elle devient l'objet de mesures préventives ; la médecine
publique s'en occupe et formule des prescriptions d'hygiène
générale et privée, ainsi que de police sanitaire.

Les partisans des divers systèmes de médecine s'accordent
sur ce point de la contagion phthisique. Ainsi Neuter, adhé-
rent à l'animisme de Stahl ; ainsi les anatomistes, qui jouent
un rôle tout particulier dans l'histoire phthisiologique ; ainsi
l'Ecole de médecine de Vienne, qui florissait sous Boherhaave,
Van-Swieten et Stoll ; ainsi Raulin et Baumès en France, dont
les écrits spéciaux insistent beaucoup sur le caractère contagieux de la phthisie.

Malgré les divergences profondes des écrits médicaux de
tous les temps et de tous les pays sur certains points de doctrine ou de pratique, il est très-remarquable sans doute que
l'opinion de la contagiosité de la phthisie pulmonaire soit
restée immuable dans l'esprit des savants et des peuples à tra-
vers le cataclysme des systèmes et le progrès des connaissances
humaines.

Quelques-unes des histoires rapportées par notre auteur
étaient connues, mais il en donne d'autres tout à fait iné-
dites : ce ne sont pas les moins curieuses ni les moins con-
cluantes; c'est ce qui nous a engagé à les annexer à notre
rapport.

Sans doute toutes ces citations, tous ces témoignages
peuvent être contrôlés, critiqués par la science moderne,
qui ne peut les accepter sous cette forme. Mais pourtant,
de leur ensemble, il ressort ce fait important, que les savants les plus accrédités ont cru à la possibilité de la propagation de la phthisie par contagion Peu' importe les explications qu'ils en donnent; car, pouvons-nous affirmer que
celles que nous donnons aujourd'hui, comme satisfaisantes,
seront trouvées telles demain ?

Les études démographiques prouvent que la phthisie est en voie de progrès ; ce qui démontre sa contagiosité. Car l'hygiène générale ayant beaucoup gagné, la maladie devrait s'affaiblir si elle était un mal de misère, tandis que la statistique constate sa progression croissante dans les pays les plus civilisés.

L'accumulation des observations cliniques incontestables est le seul moyen de prouver la contagion phthisique, que tous les raisonnements ne sauraient établir, pas plus pour cette maladie que pour toute autre.

Des faits, des faits, encore des faits ! voilà le véritable critérium.

Les races anglo-saxonnes et gallo-romaines sont bien dissemblables, et leurs maladies ont un caractère ethnique bien tranché : cependant, on trouve des savants des deux races qui sont d'accord sur ce point de phthisigénésie.

L'opinion de la contagiosité de la phthisie pulmonaire se concentre davantage sur le Midi de l'Europe, et si quelques Médecins italiens ont combattu cette conviction, même officiellement, c'est, d'après notre auteur, pour ne pas décourager les personnes qui doivent leurs soins aux malades et pour ne pas éloigner du pays le courant déjà accentué des valétudinaires du Nord, qui viennent demander au climat Toscan ou Napolitain quelque adoucissement à leurs maux.

Quelles sont les conditions diverses qui favorisent la contagion ? Ces conditions se tirent de la nature de la maladie, de ses formes, de la période à laquelle elle est arrivée, du climat, de la température, du local habité par le malade, des soins hygiéniques qui lui sont donnés, des dispositions morales des personnes qui l'approchent, de leur état physique, prédisposition ou réceptivité particulière, des rapports plus ou moins intimes qu'elles ont avec les phthisiques, etc., etc.

Nous ne développerons pas tous ces articles, que notre auteur a disséminés dans le cours de son Mémoire en les appuyant des preuves cliniques et des observations consignées dans sa Revue bibliographique. La contagion s'observe partout;

en Belgique même, la contamination a pu se produire pourvu que la maladie soit avancée et les rapports intimes et fréquents. (Voir le cas très-remarquable de Van Bervliet, observé en Flandre, page 14, de la Bibliographie.)

A Madrid, la transmission phthisique est reconnue et enseignée officiellement ; cependant, la ville est située sur un plateau élevé, et nous savons, d'après les statistiques récentes, que la phthisie est moins fréquente dans les montagnes que dans les pays de plaine ; mais ce n'est là qu'une immunité relative ; la maladie s'y rencontre quelquefois ; elle y est héréditaire, et contagieuse même, d'après ce qu'en dit le comte François Roncalli, qui observait dans le Tyrol. Cela s'explique, du reste, au point de vue de la production spontanée ou acquise de la phthisie par un miasme infectant, puisque on sait que plus on s'élève dans l'atmosphère, moins on rencontre de ces germes pathogéniques ou fermentescibles qui pullulent dans les régions inférieures de l'air.

La géographie médicale enseigne que la phthisie est fréquente dans les climats chauds, où elle se développe très-rapidement.

Les partisans de la contagion sont surtout nombreux dans le Midi de l'Europe.

Votre rapporteur n'était nullement préparé par ses études aux idées de contagion Par suite de son long séjour en Algérie, à Rome et en Corse, il a acquis la conviction que la phthisie peut se communiquer aux personnes bien portantes qui ont des rapports intimes et fréquents avec les malades. Il a observé des faits de transmission par cohabitation ; et, dans le mariage, il pense qu'il y a peut-être quelque chose de plus, une sorte d'imprégnation, qui entacherait la mère et le produit d'un vice porté par le mari ; la contagion de la femme au mari étant en effet plus rare.

Il a remarqué également la marche rapide de la tuberculisation sous l'influence des hautes températures et des climats variables de certaines stations hivernales transformées en Édens terrestres par d'audacieuses et décevantes réclames.

(Voir *Gazette des hôpitaux*, 1857, n° 76 , *Rome et les phthisiques*, par le docteur Armieux.)

La vérité, à ce sujet, c'est que, dans les cas d'imminence ou de premier degré , il y a avantage à aller habiter le Midi et les stations fort rares où la température est douce et peu variable ; mais dans les périodes plus avancées de la maladie , les migrations vers le sud précipitent le terme funeste.

La contagion de la phthisie pulmonaire doit être considérée, d'après notre auteur , sous deux aspects : *l'objectif et le personnel.*

L'objectif est celui qui s'occupe du foyer de la contagion (cavernes , ulcères , etc.) ; les éléments ou principes infectants (crachats , sueurs , etc. ; puis les véhicules du principe contagieux et les agents propagateurs de l'infection (air chaud et humide, vapeur d'eau , etc.) Les vaches laitières , enfermées dans des étables étroites , véritables étuves , y deviennent rapidement phthisiques , et cependant l'habitation des étables a été conseillée aux poitrinaires !

Le côté personnel embrasse la susceptibilité ou réceptivité des individus qui sont aptes à être infectés par contact médiat ou immédiat. Les conditions individuelles de transmission et de réceptivité sont plus obscures que les conditions cosmiques ou hygiéniques. D'ailleurs, il ne faut jamais perdre de vue que la contagiosité n'est pas absolue ; elle est restreinte à certaines prédispositions, à certaines lois phthinogénésiques encore inconnues.

Les lois cosmiques biologiques se divisent en *organiques* et en *physico-chimiques.*

Voici encore d'autres circonstances qui favorisent la propagation de la phthisie :

1° Les pneumonies et catarrhes bronchiques , en réduisant la perméabilité des poumons et le phénomène de la combustibilité , sont une cause d'altérabilité des produits organiques fixes et volatils , solides et gazeux , de cette combustion , et par conséquent peuvent produire une dépravation pathologique capable de favoriser le progrès d'infection ;

2° La pyoémie ayant des conséquences graves admises par tout le monde, le voisinage des phthisiques ne peut être indifférent pour des sujets susceptibles d'infection ;

3° Les maladies pulmonaires épizootiques sont très-infectieuses parmi le bétail, et les locaux habités par les animaux malades sont très-difficiles à désinfecter et à rendre, sans danger, à leur usage primitif ;

4° Les miasmes pathogéniques humains auraient-ils moins de puissance ? De même que les plaies suppurantes exposées infectent l'air des salles des hôpitaux et les individus qui les habitent par le transport des éléments purulents, de même on doit admettre que les cavernes des phthisiques, les crachats, l'air expiré présentent des caractères de nocivité très-tranchée ;

5° Il y a des individus très-enclins à la phthisie, qui ont pour elle une grande affinité ; d'autres qui lui sont réfractaires ; ce qui explique la contagiosité relative.

C'est aux membranes muqueuses que s'attachent de préférence les principes contagieux, ozène, catarrhes épidémiques, diphthérites, coqueluche, choléra, dyssenterie, syphilis : et chacun a une prédilection marquée pour certaine localisation anatomique.

Les maladies graves antérieures prédisposent à contracter la maladie par la dépression organique de l'individu, les fatigues, les chagrins sont une autre cause d'invasion. Les effluves animaux se marient très-bien avec les vapeurs à une température élevée.

L'expectoration, avalée ou baignant les voies aériennes, peut-elle être absorbée et passer dans la masse du sang ?

La phthisie serait contagieuse à la façon de la diphthérite ?

Quelques-unes de ces propositions demanderaient à être développées ; mais de leur groupement ingénieux notre auteur déduit une grande probabilité de la contagion, à laquelle les faits observés, en grand nombre, donnent un degré de certitude de plus.

Brieude (Voir la Bibliographie.) fait la description suivante des voies de la contagion phthisique :

L'air des appartements que le malade habite, son linge, sa couche, les meubles à son usage, les vases qui reçoivent les excrétions, sont imprégnés des miasmes qu'il exhale. Ces miasmes sont, pour lui-même, une source d'infection qui hâte les progrès de la maladie. Les odeurs des selles, des urines, des sueurs, des crachats, de l'air expiré, des exhalaisons pulmonaires ou cutanées imprègnent l'atmosphère qui environne les malades et précipitent leur fin dans les hôpitaux où ils sont installés côte à côte.

Remarquons que ce n'est qu'à dater de ce siècle que les notions phthisie et tuberculose, sont confondues et unies dans les citations historiques de notre auteur. Avant, il a bien soin d'éviter d'employer le mot *tubercule*, qui n'est entré dans la science que de date récente.

La première partie du Mémoire que nous analysons se résume donc dans une quantité énorme de citations et d'assertions d'auteurs accrédités et compétents qui affirment la contagiosité de la phthisie pulmonaire, en la subordonnant à certaines conditions.

Ce legs de dix-huit siècles a été contesté!

Ceux qui n'ayant pas eu occasion de constater par eux-mêmes des faits de transmission et ceux qui les repoussent systématiquement ignorent donc l'histoire de la Médecine et les fastes de la phthisiologie.

D'ailleurs, il ne s'agit point de réfuter des novateurs hardis, les novateurs sont ceux qui nient la contagion de la phthisie; les partisans de la transmission sont vieux comme la médecine.

Dans la deuxième partie, l'auteur arrive au temps présent, dans lequel s'unissent l'expérience clinique et l'expérimentation physio-pathologique.

Il commence par expliquer comment on peut admettre théoriquement la transmission tuberculeuse.

Chez le phthisique, dit-il, l'hématose est altérée, l'oxygénation et l'artérialisation du sang sont diminuées; les globules restent à l'état imparfait de leur développement physiologique ; ils contractent un caractère pathologique. Ce fluide est plus sujet à s'altérer et à créer un ferment contagieux ; il peut alors devenir morbigène, et, en notre cas particulier, devenir phthino-génésique par les sueurs, les sécrétions en général (sperme?), et spécialement par les effluves provenant des poumons, Les cellules tuberculeuses peuvent se démontrer ; et la contagion s'opère par *cytoblastème volatilisé*.

Du reste, le tubercule est un processus pathologique combiné, et ses éléments ne sont pas uniformes Ces combinaisons accroissent son mode infectieux, qui, conjointement avec la réceptivité, ou prédisposition d'un individu, facilite la transmission.

Vogel a découvert, dans les cavités tuberculeuses, des *monades*. La phthisie pulmonaire ne pourrait-elle pas avoir ses *protozoa?* Et la contagion ne peut-elle pas avoir lieu par *contagium animatum* à la suite d'un progrès fermentatif? La fermentation, les sporules, sont des choses dont la nature essentielle n'est pas approfondie, ni leur relation avec la contagion. Cependant, nous en connaissons certains effets. Le miasme paludéen est admis partout sans avoir été démontré matériellement. Le parasitisme déborde la pathogénie et absorbe la contagion. Le miasme paludéen provient de la décomposition des substances végétales, le miasme phthisique serait la conséquence de la putréfaction des substances animales. L'une sous l'influence de certains agents *macro-cosmiques*, l'autre sous celle d'agents *micro-cosmiques*. Une fange de substances purulentes amassée dans les cavernes tuberculeuses, produite sur un sol animalisé, serait-elle moins efficace qu'un marais tirant ses effluves d'un sol inorganique?

Nous admettons l'une, pourquoi repousser l'autre, surtout quand nous voyons tant de juges impartiaux, érudits, instruits par l'expérience clinique, croire à la contagion de la phthisie, et recommander la plus grande prudence si l'on veut diminuer les chances d'infection de cette terrible maladie?

Ensuite, l'auteur consacre un chapitre à la discussion des expériences sur l'*inoculation de la matière tuberculeuse*.

Qu'entend-on par inoculation dans le sens médical ? (Inoculation, de *inoculatio*, *inoculare*, *greffer*, *poser un œil*.) C'est
l'introduction artificielle dans l'économie animale d'un principe matériel susceptible de développer une maladie contagieuse (Définition de Littré et Ch. Robin , Diction. de Nysten ,
11e édition).

Les expérimentateurs actuels et antérieurs , en s'occupant
de l'inoculation du tubercule , supposèrent donc , *à priori* ,
qu'ils avaient à faire à une substance contagieuse.

Tout en admettant la réalité des faits d'inoculation tuberculeuse, notre auteur ne pense pas qu'on puisse en faire un
argument pour soutenir la thèse de la contagiosité. Disons de
suite que, malgré des raisonnements plus ou moins spécieux ,
nous voyons là une flagrante contradiction. Il semble bien
plus naturel d'admettre que si une matière morbide peut
produire une maladie semblable à celle dont elle est issue , il
n'y a pas à s'inquiéter des modes divers par lesquels cette
matière peut s'introduire dans l'économie pour en constater
la transmissibilité. Que cette introduction soit artificielle , provoquée par des manœuvres , ou bien qu'elle se produise spontanément, par l'absorption fortuite du contage. la transmission
n'en a pas moins lieu ; on a voulu subtiliser la question ,
distinguer la greffe, la transplantation d'un produit , de l'inoculation ; mais , du moment que l'intromission du principe
tuberculeux sur un point quelconque produit son absorption ,
son admission dans le circuit lymphatique et sanguin , d'où
son développement progressif dans tous les organes , peu
importe que cette intromission soit artificielle ou naturelle ,
par les moyens de l'art ou par les accidents d'infection.

La tuberculisation spontanée ne se généralise pas d'une
autre façon , il suffit d'un seul tubercule développé dans un
organe quelconque , pour que la maladie gagne de proche en
proche et se manifeste sur des points éloignés de son invasion initiale.

De là, la belle loi de coïncidence de Louis. Et ici , il
faut faire une remarque importante, c'est que de tous les

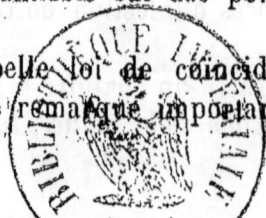

2

organes le poumon est celui qui est le plus susceptible de s'imprégner du tubercule ; que le tissu conjonctif ou épithélial soit en cause, il n'en est pas moins certain que le parenchyme pulmonaire, en dehors de sa constitution histologique, a une aptitude particulière, prononcée, manifeste de réceptivité tuberculeuse. Le contage tuberculeux introduit sous la peau peut s'y enkyster, s'y immobiliser ; dans le poumon c'est bien plus rare, et l'infection générale, quand elle a lieu, part toujours de là.

Il n'est donc pas étonnant que l'on admette la transmission par la respiration, quand les miasmes sont développés et reçus directement par des appareils organiques si sensibles à la réaction tuberculeuse.

La distinction entre l'action produite par une substance virulente introduite dans l'organisme, l'irritation locale, lymphatique qui en est la suite, et le développement spontané ou par contagion de la même maladie, nous paraît être une subtilité empreinte de germanisme.

M. Piorry a développé une thèse à peu près semblable, et notre auteur l'adopte comme rendant le mieux compte des phénomènes. Après avoir donné les conclusions du discours du célèbre chef de l'Ecole organiciste, il résume ainsi son opinion propre sur la question :

L'inoculation de la matière tuberculeuse amène comme fait primitif un travail local de prolifération tuberculeuse, et comme fait secondaire une dissémination des tubercules sur les organes internes. Ces accidents et ces phénomènes, par leur marche et par leur nature, restent totalement distincts de l'infection morbide générale, connue sous le nom de tuberculose. Voilà pourquoi on ne saurait confondre inoculation et contagion, et pourquoi les inoculations de M. Villemin ne sont d'aucun secours pour expliquer la transmission de la phthisie pulmonaire qui s'affirme exclusivement par d'autres voies.

Nous avouons ne pas être convaincu et nous avons accueilli la découverte du brillant professeur du Val-de-Grâce, non-seulement comme un fait capital et subversif de pathologie, mais encore comme un appoint important pour la théorie de la contagiosité de la phthisie.

La discussion sur la tuberculose n'est pas encore terminée à l'Académie de médecine. Au milieu des digressions auxquelles se livrent les orateurs qui ont cherché à passionner ce débat, n'oublions pas que la lutte s'est ouverte sur un fait simple, calme et inexorable, la transmission du tubercule de l'homme aux animaux par voie d'inoculation. Ce fait important, immense, a le défaut de contrarier des théories toutes faites, des doctrines qui paraissaient bien assises et qu'on ne peut détrôner qu'après une certaine résistance, mais tous les débats, toutes les interprétations, toutes les objections, ne détruiront pas le fait expérimental de l'inoculation.

On a reproché à M. Villemin d'avoir déjà échafaudé un système sur ces expériences et d'avoir prévu toutes les conséquences qui en découlent aux points de vue dogmatique, thérapeutique et prophylactique. Ce reproche est injuste, il a été réfuté par M. Villemin. Quant aux conséquences de sa théorie, chacun en contemplant les horizons que sa découverte illumine, les a poussées plus loin que lui.

Pour moi ces expériences ont été comme une révélation.

J'ai admiré les brillants discours par lesquels on a voulu les réduire à néant. Mais un fait comme celui-là ne succombe pas à des attaques trop passionnées ou trop vagues.

M. Pidoux, malgré le charme de son style et l'élévation de ses idées, n'a pas su nous convaincre. Il est allé chercher des armes jusques dans le camp des hétérogénistes. Il n'a pas réfléchi que l'hétérogénie ne s'occupe que de l'origine des êtres inférieurs, et qu'elle n'a point abordé encore la genèse des maladies. D'ailleurs, MM. Joly, Musset et Pouchet ne repousseraient point, en principe, la transmission par inoculation, qui ne contrarie en rien leur système.

Mais pourquoi toutes ces colères? Qu'y a-t-il de si révoltant dans la transmission d'un individu à un autre d'une ma-

ladie qui se propage si facilement d'un organe à un autre sur
le même individu.

Et la transmission héréditaire, on ne songe pas à la con-
tester? Elle agit, comme pour d'autres maladies spécifiques
transmissibles, en déposant dans l'organisme un germe, un
virus, un vice du sang, comme dit le vulgaire, et à un jour
donné le germe fructifie, le virus se développe, le vice s'exas-
père et la maladie éclate.

On n'admet pas l'inoculation du cancer, cependant il doit
y avoir là aussi un mode de développement semblable, non
prouvé encore, mais qui donnera des résultats identiques.

Malgré ses convictions, quel est le médecin qui se laisserait
inoculer des cellules cancéreuses sans redouter les fâcheuses
conséquences d'une tentative aussi téméraire?

Je dis plus, qui oserait aujourd'hui inoculer le tubercule
sur lui ou sur ses semblables?

Que ces maladies puissent s'acquérir spontanément, par
les seules transformations des éléments anatomiques normaux, sous l'influence des causes diverses morales ou physiques, cela doit être admis; mais ce n'est pas là une loi générale, absolue, et qui doive faire repousser toute idée de
transmission de contagion.

La syphilis est une maladie virulente, inoculable et qui
ne reconnaît pas d'autre voie de propagation que le contact
d'une personne impure.

Et cependant la syphilis a dû se développer spontanément
au moins sur un individu *entaché du vice* originel; il est probable même qu'il y a eu plusieurs propagateurs au début.

Et qui pourrait affirmer qu'aujourd'hui encore la maladie
ne peut pas apparaître spontanément dans certaines conditions
de race, de climat, de malpropreté, d'excès vénériens, etc.

Nous citerons à ce sujet le remarquable mémoire de notre
collègue M. le professeur Lafosse, sur la *maladie du coït* chez
les chevaux, qu'il assimile à la syphilis.

On le voit, la découverte de M. Villemin est faite pour soule-
ver les problèmes les plus ardus et pour secouer jusque

dans ses bases la science telle qu'elle est constituée de nos jours. Dans tous les cas, les discussions auxquelles elle a donné lieu n'auront pas été stériles et jusqu'à présent on a pu discuter le fait de l'inoculation de la tuberculose, mais on n'a pu le nier. Le fait reste avec toute son importance, son autorité, il peut paraître étrange, incommode, mais il s'impose et l'on devra désormais compter avec lui dans l'histoire déjà si intéressante de la tuberculose.

Il prouve qu'il est nécessaire de s'appliquer à l'étude persévérante des causes et des origines des maladies, et qu'il serait très-heureux que des événements comme celui de M. Villemin vinssent à se produire plus fréquemment.

De cette façon la science marcherait à pas de géants !

Deux opinions, sont en présence au sujet de la genèse des tubercules. Celle de M. Villemin qui les attribue à une origine spécifique, et celle qui les fait provenir d'un processus inflammatoire.

Le processus spécifique se prêtant mieux à l'idée de transmission que l'évolution phlogistique, les partisans de la contagion ne doivent pas hésiter à l'adopter.

Lebert fait dériver la tuberculisation d'une pneumonie disséminée et chronique ; Hérard et Cornil la regardent comme une pneumonie lobulaire ; Niemeyer, dont on commence beaucoup à parler, n'y voit qu'une simple bronchite catarrhale. Le congrès international, présidé si magistralement par M. Bouillaud, s'est efforcé de poser le principe inflammatoire de la tuberculose et a réagi contre la théorie nouvelle de spécialisation.

Bouchard, de l'École du Val de grâce, a donné, dans la Gazette hebdomadaire, le résumé le plus complet et le plus instructif de la discussion pendante. Pour lui l'introduction des matières irritantes ne provoque pas l'éclosion des granulations miliaires, mais l'inoculation de certaines substances animales, peut arriver à cet effet et c'est ce que M. Villemin a réalisé très-heureusement.

Le siège de la prolifération tuberculeuse est encore indécis.

Virchow fait dériver la granulation tuberculeuse des noyaux des cellules étoilées du tissu conjonctif. A peine cette opinion est-elle assise que voilà d'autres histologistes qui placent le siége de la granulation dans l'épithélium des vaisseaux capillaires. Les uns et les autres pourraient bien avoir raison, car on n'est pas certain si cet épithélium appartient au tissu lymphatique ou au tissu conjonctif.

Suivant Virchow on peut appliquer aux inoculations de matières tuberculeuses la loi de fécondation d'un tissu par les éléments provenant d'un autre tissu ; d'après cette loi le tissu fécondé produit des éléments pareils à ceux du tissu fécondant et non pareils aux siens. Ceci nous rappelle la théorie chimique des catalyses, qui a eu sa vogue, et par laquelle un simple élément morbilique altérerait successivement les fluides et tissus de l'économie par sa seule présence et sans rien perdre de sa force ni de sa substance.

M. Ch. Robin vient de proposer une autre théorie de la genèse et de la prolifération des éléments organiques normaux et pathologiques.

Quoiqu'il y règne encore quelques obscurités, le champ de la pathogénie s'éclaire, la vérité est à l'horizon, nous assistons à son aurore, et le jour semble moins éloigné où la genèse des éléments normaux, et les causes de leurs transformations morbides, n'auront plus de mystères.

Il résulte des expériences de Villemin que la tuberculose est une affection spécifique, virulente, inoculable, qui doit prendre place dans le cadre nosologique à côté de la syphilis, mais plus près de la morve-farcin.

On ne peut nier les faits d'inoculation tuberculeuse répétés avec succès de tous côtés (1), mais on ne peut nier aussi que la tuberculisation pulmonaire ne puisse se développer sous

---

(1) Académie de médecine de Paris. Séance du 25 février, 1868.
Lettre de Lebert de Breslau, qui confirme par de nouvelles expériences la transmission par inoculation de la tuberculose de l'homme aux animaux, sans admettre les conséquences que M. Villemin a voulu tirer de ce fait désormais incontestable.

l'influence d'une irritation extérieure qui n'a rien de spécifique. Il suffira de citer les professions dans lesquelles les poussières inertes, métalliques, minérales ou organiques produisent incontestablement des phthisies tuberculeuses.

L'inoculation de matières organiques non spécifiques, pus, graisse, etc., a donné le même résultat.

Les principales objections faites à la théorie de M. Villemin sont : premièrement que l'on peut produire la tuberculose en inoculant des matières autres que le tubercule ; deuxièmement que la phthisie tuberculeuse se développe spontanément dans la plupart des cas, en dehors de toute infection virulente.

Il est facile de reconnaître que M. Villemin a été entraîné trop loin en poussant sa théorie à outrance, mais c'est le sort et le danger de tous les nouveaux systèmes d'exclure au lieu de concilier.

Votre commission pense, que la phthisie peut être transmissible et en même temps spontanée. Sans admettre une panspermie phthisique c'est-à-dire que l'atmosphère contienne en permanence les germes de la maladie, nous accorderons que l'influence des milieux hygiéniques met les individus dans des conditions favorables à la réceptivité des miasmes tuberculeux ou autres.

C'est à la phthisie que les misères morales, physiques et physiologiques fournissent le plus de victimes.

La véritable nature du tubercule nous est inconnue. Nous avons fait des progrès dans son étude histologique, mais sa composition intime et les causes de son évolution nous échappent.

C'est un aveu qu'il faut savoir faire.

C'est à partir de Bayle que la tuberculisation est nettement distinguée de la scrofule.

A cette époque, Bordeu croyait la scrofule communicable comme la gale et la syphilis.

Ceci peut donner une idée de la confusion qui régnait alors dans les esprits sur la véritable nature des maladies. Cette confusion a duré jusqu'à l'époque scientifique actuelle, dont les progrès ne sont pas assez remarqués et appréciés.

Les micrographes n'ont pas cependant contribué beaucoup à ces progrès. Ils ont renouvelé la distinction faite par Bayle entre la granulation grise, ou tubercule vrai, et les masses jaunes caséeuses; altérations réunies par Laennec comme identiques, sous deux états différents, et que les cliniciens de nos jours ne veulent point séparer ni symptomatiquement, ni anatomiquement, ni étiologiquement.

Dans les questions de pathologie, la clinique doit avoir le pas sur le microscope. Les Médecins savent que la phthisie peut succéder à la bronchite, à la rougeole (Michel Lévy), à la pleurite (Aran), et aussi à la pneumonie aiguë; mais pour un praticien exercé la phthisie pulmonaire ne sera jamais confondue avec la pneumonie chronique. Les symptômes locaux et généraux accusent, dans le premier cas, la présence d'un produit spécial qui n'existe pas dans le second. Les pneumonies lobulaires des phthisiques sont bien connues, mais les pneumonies caséeuses n'existent pas; ce sont des dépôts graisseux, nécrobiotiques ou de regression, dont les tubercules fournissent les matériaux. La terminaison des phthisies pulmonaires se fait de deux façons, ou par dégénérescence crétacée des tubercules, cas le plus rare et le plus heureux, ou par inflammation suppurative et destruction du tissu pulmonaire, circonstance funeste et la plus commune.

La phthisie est une maladie fatale, inexorable, parce que c'est une maladie spécifique qui ne peut être enrayée que par une médication spécifique, laquelle est à trouver. Le tubercule est un produit hétéromorphe sans analogue dans l'économie; c'est ce qui nous fait accepter sans répugnance sa nature spécifique.

Ce qui reste démontré, c'est qu'on peut mourir phthisique avec des granulations ou avec des masses caséeuses isolées ou réunies; qu'on peut inoculer la matière tuberculeuse, caséeuse ou granuleuse, et rendre des animaux tuberculeux; qu'on peut développer des tubercules en injectant des substances septiques ou simplement étrangères (pus, graisse, etc.); qu'on peut devenir phthisique en respirant des poussières, des miasmes putrides, et sans doute aussi les émanations des tuberculeux;

Que la tuberculose se rapproche beaucoup de la scrofule, avec laquelle elle a été longtemps confondue, que la scrofule a de grands rapports avec la syphilis qui est virulente;

Qu'enfin il est légitime de supposer, d'après ces analogies, que les préparations mercurielles et iodurées pourraient être appliquées avec succès contre la tuberculose puisqu'elles se montrent si efficaces contre la scrofule et la syphilis; c'est ce que Graves a tenté déjà avec un certain succès.

Ce qui rend la tuberculose si terrible, c'est que ses efforts naturels vont à l'encontre de la guérison; parce que son siége de prédilection est le poumon, organe essentiel à la vie et délicat de texture. Et cependant la guérison spontanée des phthisies est un fait assez commun; tous les Médecins en ont observé; c'est ce qui doit les encourager à employer toutes les ressources de leur art, qui n'est pas aussi impuissant qu'on le pense contre cette cruelle maladie.

Si je me suis un peu étendu sur ce chapitre de l'inoculation, en développant des idées qui m'appartiennent, c'est que la contagion est une transmission générale et l'inoculation une transmission particulière; à ce compte, elle devait rentrer dans mon cadre; et si elle n'est pas contenue explicitement dans le texte de la question posée, elle y était comprise virtuellement. Notre concurrent s'en est occupé, et je ne pouvais la passer sous silence.

La conséquence à tirer de ceci, c'est qu'il faut rester sur le terrain de la clinique et de l'expérimentation; c'est le seul moyen de ne pas s'égarer.

C'est dans cette voie que les orateurs les plus autorisés ont ramené la question à l'Académie de médecine; ce sont ceux qui ont rallié la majorité des suffrages.

Nous acceptons la formule conciliatrice de M. Pidoux, qui a terminé ses deux beaux discours par cette péroraison:

« Pourquoi n'y aurait-il pas à côté et au-dessous des ma-
» ladies spécifiques virulentes des maladies intermédiaires

» dont les produits, formés d'éléments nécrobiotiques, d'une
» pullulation très-facile, seraient susceptibles de se repro-
» duire dans certaines conditions par une infection de voisi-
» nage, comme dit Virchow, à la manière du pus? »

» La clinique et la pathologie expérimentale pourraient se
» rencontrer sur ce terrain. »

M. Barth a également protesté, avec le plus grand succès,
contre les démonstrations contradictoires des micrographes;
il a revendiqué avec énergie les droits de la clinique, seule
juge en pathologie, et réclamé l'élimination du domaine de
la science de la *pneumonie caséeuse*, que rien ne justifie
comme unité morbide.

Enfin, M. Bouley a pris la parole au nom de la science vé-
térinaire. Les exemples fournis par la pathologie animale
confirment les idées de contagion, d'infection et d'inoculation
introduites par M. Villemin dans la phthisiologie humaine.

Il termine ainsi son discours : « Je ne crois pas exagérer en
» disant que M. Villemin vient d'enchâsser dans la couronne
» du Val-de-Grâce un fleuron moins éclatant peut-être que
» celui qu'y avait serti l'illustre Broussais, mais destiné à
» briller d'un éclat plus durable. »

Quant à la contagion phthisique, il faut bien s'entendre
sur sa signification.

Il est facile de voir que notre auteur admet toutes les es-
pèces de transmission. Il eût mieux valu faire un choix, basé
sur ce que nous savons de la nature de la phthisie et de la
possibilité raisonnable qu'elle a de se propager ; sans cela ce
serait une maladie bizarre, dont les allures ne sauraient se
comparer à celles des maladies dont nous pouvons la rappro-
cher par ses propriétés communicatives. Elle serait à la fois
infectieuse, contagieuse, inoculable, héréditaire ; il n'y aurait
pas de peste semblable.

Quoique la personnalité d'un rapporteur doive s'effacer le
plus possible, et qu'il doive s'appliquer uniquement à apprécier la valeur des travaux dont il a à rendre compte, et à re-
fléter fidèlement les opinions de la Commission qu'il repré-

sente ; cependant, sortant un instant de ce rôle, permettez-moi
de vous exposer ce que j'entends par contagion et comment
je comprends en particulier la contagion de la phthisie.

Les maladies transmissibles doivent être classées ainsi :

Transmissibles par
- hérédité,
- inoculation,
- contact,
- infection.

Dans cette division je m'attache à faire disparaître le mot
de *contagion*, sur le sens duquel on est loin de s'entendre,
et qui exprime mal mes idées sur ce sujet ; je le restreins à
la transmission par contact direct. La contagion médiate
n'existe pas ; le miasme n'agissant pas par contact, mais par
absorption muqueuse, pulmonaire ou intestinale.

Les modes de transmission peuvent être multiples ou uni-
ques, suivant les cas, pour la même maladie.

Ainsi, certains vices congénitaux, latents ou en puissance :
goutte, rhumatisme, scrofule, ne se transmettent que par
hérédité, tandis que la syphilis est héréditaire, contagieuse
et inoculable.

Des maladies épidémiques, les unes ne se propagent que par
des miasmes ou effluves que les malades sont inaptes à reproduire (fièvres intermittentes) ; d'autres deviennent, en
outre, infectieuses (fièvre typhoïde, coqueluche, choléra,
fièvre jaune).

L'attention des Médecins contagionistes et de leurs adver-
saires ne se porte pas assez sur la spontanéité possible, irré-
cusable des maladies épidémiques, infectieuses, virulentes ou
autres.

Ainsi, le choléra est épidémique, il est transmissible par
les émanations du malade ou de ses déjections, et cependant
il est très-souvent spontané, témoins les cas sporadiques si
fréquents en été, sous toutes les latitudes.

La rage tient à un virus inoculable, et cependant elle se
développe spontanément, nous en voyons tous les jours des
exemples.

Toutes les maladies transmissibles sont susceptibles de se produire spontanément, dans des conditions évidentes pour les unes, obscures ou inconnues pour d'autres, conditions qui ont pu présider à leur naissance, disparaître depuis, ou persistent encore.

Il en est qui éclosent sous l'influence des causes cosmiques, d'autres, tiennent au développement de l'organisme individuel, d'autres sont inhérentes à l'évolution de l'espèce humaine, d'autres sont sous la dépendance des qualités de certaines races, de certains climats qui favorisent ou annihilent leurs propriétés communicatives, etc.

A mon avis, le tubercule est inoculable et la phthisie pulmonaire infectieuse, c'est-à-dire que la transmission du malade à un sujet sain, se fait par un miasme particulier, dégagé des poumons tuberculeux, en suspension dans la vapeur d'eau, mélangé à l'air expiré, et absorbé directement par les voies aériennes qui le respirent.

Ce miasme peut se déposer sur des objets inertes, vêtements, meubles, couche, murs, y séjourner longtemps, puis se volatiliser de nouveau et produire une infection tardive.

Ce n'est pas là le mécanisme de la contagion, c'est-à-dire de l'imprégnation par le contact.

Les miasmes ne sont pas absorbables par la peau.

Les maladies transmissibles par le contact direct ne peuvent être que des dermatoses et surtout des dartres parasitaires.

Le contact n'est souvent qu'une inoculation par rapprochement des parties malades, ulcérées, dénudées, avec des surfaces absorbantes, saines ou éraillées.

Nous avons dit que notre auteur n'a pas des idées très-arrêtées sur les modes de transmission des maladies et de la phthisie en particulier ; il admet l'hérédité et la fréquence de ce mode de propagation morbide, et il reconnaît une certaine analogie entre l'action d'implanter un germe de maladie à un embryon par voie de génération, et la transplantation de ce germe venu du dehors dans les poumons d'un individu sain. Ce n'est pas la même opération, dit-il, mais il y a analogie , puisque la maladie provoquée est identique dans l'un et l'autre cas.

L'inoculation pour nous est une opération analogue.

Nous n'insisterons pas davantage sur nos idées personnelles, et nous allons reprendre l'analyse du mémoire présenté au concours.

Dans la pensée de quelques médecins (voir la Bibliographie), c'est surtout la forme ulcéreuse de la phthisie, dont la contagion est le plus à redouter, ce qui se conçoit, puisque c'est celle qui se prête le mieux à l'expansion des miasmes infectieux par de vastes surfaces dénudées, en voie de décomposition. Tant que les masses tuberculeuses ne sont pas en contact avec l'air extérieur, elles ne sont pas dangereuses, dès qu'il y a communication avec les bronches, la décomposition est plus rapide et la contagion est à craindre (1).

La lactation est aussi un moyen de propagation, mais ici il y a doute sur la voie par laquelle le germe est communiqué, est-ce par le lait, est-ce par la respiration? Ce qui nous ferait pencher pour la dernière interprétation, c'est que l'on rapporte des observations, où c'est la nourrice qui a été infectée par son nourrisson adulte ou enfant.

L'auteur ne nie pas l'influence étiologique de quelques maladies qui semblent donner lieu à certaines variétés phthisiques, telles que l'herpétique, la rubéoleuse, etc. (opinion de Morton, Portal, Raulin, etc.), et qui communiquent à la phthisie leurs qualités contagieuses.

Cette théorie, rajeunie par M. Pidoux, de la métamorphose des maladies chroniques à leur période ultime, peut expliquer certaines phthisies ; mais, pour le savant médecin des Eaux-Bonnes, elle n'entraîne pas la contagiosité.

Notre auteur n'admet pas la spécificité et la virulence de la tuberculose ; les expériences d'inoculation ne prouvent donc

_____

(1) Cette idée a été développée, avec beaucoup de talent, par M. J. Guérin, dans la séance de l'Académie de Médecine du 2 juin 1868, après la lecture et pendant l'impression du présent rapport.

nullement, à ses yeux, la contagiosité de la phthisie pulmonaire qui est démontrée par d'autres voies : 1° par l'accumulation d'un grand nombre d'observations cliniques ; 2° par le témoignage d'une foule d'auteurs, bons juges en pareille matière ; 3° par l'examen des circonstances qui favorisent la contagion,

Cette étude dernière est reprise dans la troisième partie du Mémoire.

Ce qui persiste et surnage des siècles passés, ce qui a subi l'épreuve du temps et la pierre de touche de la science moderne, doit être accepté en médecine comme fait théorique et pratique de bon aloi.

La contagiosité de la phthisie pulmonaire est dans ce cas.

Les expériences sur l'inoculation du tubercule ont servi à approfondir nos connaissances sur la phthisie. C'est déjà là un grand service rendu par M. Villemin, qui avait été devancé dans cette voie par *Klenke, de Berlin*, à qui appartient la priorité des inoculations tuberculeuses faites en 1843. (Voir la Bibliographie.)

Du reste, les théories de Budd (en Angleterre), Buhl et Dittrich (à Munich), se rapprochent beaucoup de celle de M. Villemin. (Voir la Bibliographie.)

L'auteur examine les points suivants qu'il résout aphoristiquement, sans donner les démonstrations indispensables pour les faire admettre : 1° Est-ce que toutes les formes ou variétés de la phthisie pulmonaire sont contagieuses ? Lesquelles le sont le plus ? lesquelles le sont le moins ?

Les phthisies, à base dyscrasique, sont contagieuses au plus haut point. Il y a des degrés dans la contagiosité, suivant les complications morbides.

Les phthisies ulcéreuses, après pneumonies, n'infectent pas.

Les phthisies héréditaires sont plus facilement transmissibles que les autres.

En général, les maladies ne se communiquent qu'entre individus de même race, de même famille. Dans les conditions opposées, l'infection et la réceptivité disparaissent.

L'âge est pour beaucoup dans la faculté de transmettre et de contracter la maladie, dans sa gravité, dans sa mortalité.

Les affections morales participent beaucoup à son invasion.

Les liens de parenté sont une cause de propagation par disposition morbide semblable, et par les sentiments mutuels d'amour qui unissent les âmes Qui mieux que le médecin pourrait raconter ces scènes de désolation, ces Golgotha sublimes, où le dévouement et la tendresse luttent jusqu'au sacrifice contre un mal inexorable.

Une mère, une sœur, un mari prodiguent leurs soins, s'épuisent en pleurs, en caresses, en veilles, en chagrins, aspirent la maladie, voudraient l'absorber, la respirent, en effet, et pour sauver leur cher malade, la contractent et périssent délivrés d'une vie désormais sans plaisirs.

Nous sommes tous les jours témoins de ces drames intimes qui nous navrent le cœur.

2° La phthisie pulmonaire est elle contagieuse durant tout son décours, ou l'est-elle exclusivement dans quelques stades, ou l'est-elle plus dans l'un que dans l'autre?

La phthisie a un caractère de contagiosité très-prononcé à la troisième période, celle de suppuration, de destruction, où la présence des cavernes et des tissus en décomposition donne à l'haleine une grande fétidité; époque où les sueurs abondantes, les diarrhées colliquatives augmentent les voies et les moyens de la contagion.

3° Y a-t-il des conditions qui favorisent la contagiosité de la phthisie pulmonaire? Quelles sont ces conditions?

Ici l'auteur résume les circonstances d'âge, de saison, de climat, d'hygiène, de race, etc., qu'il a développées ailleurs.

4° Les observations et les circonstances ont-elles permis d'établir un calcul statistique entre les phthisies acquises par contagion et celles qui ne le sont pas?

La statistique de la phthisie pulmonaire n'est pas fondée.

Nous savons par Leake, que la consomption moissonne, par an, un cinquième de toutes les maladies.

A Paris, sur 50,000 décès annuels, il y a 8,000 décès

phthisiques, un sixième de la mortalité totale. Partout, la phthisie a le premier rang dans l'ordre de gravité.

Pour diminuer ses ravages, pour restreindre sa propagation infectieuse, il faut bien connaître ses proportions et ses voies de communication contagieuse.

La statistique de la contagiosité est une lacune à combler.

Il faut recueillir des matériaux et de nouvelles observations authentiques, scientifiques dans tous les pays. Maygrier, en 1820, a le premier cherché le rapport qui peut exister entre les phthisies qui sont d'origine contagieuse et celles qui ne le sont pas ; il les trouve comme 1 est à 1000 dans les climats froids, et comme 4 ou 5 est à 1000 dans les climats chauds.

M. le professeur Fonssagrives, en sollicitant la création d'une Société de phthisiologie, entrevoyait tous les bénéfices pratiques qui pourraient résulter de l'accumulation et du classement de tous les matériaux concernant cette question. Son projet a été réalisé par la création d'une Commission permanente de phthisiologie au sein de la Société médicale des Hôpitaux, chargée de recueillir les documents propres à éclairer l'étiologie et la prophylaxie de la tuberculose.

5° Quels sont les principaux modes d'infection contagieuse ?

Les opinions varient beaucoup à ce sujet. Les uns invoquent l'analogie entre la phthisie et certains catarrhes infectieux ; les autres, les transformations pathologiques de maladies herpétiques, syphilitiques en phthisies.

Les uns croient à un agent volatil, les autres à un principe fixe, à une transmission médiate ou immédiate.

Vicq-d'Azyr accuse l'allaitement ; Morton, la cohabitation ; Metzger, les rapports intimes ; Hippocrate, les crachats évaporés sur la braise ; d'autres, des bas tricotés, des baisers impurs, des vêtements, une pipe à fumer, le coït, des meubles, un appartement infecté, l'air chaud et humide, l'haleine, etc.

6° La phthisie acquise par contagion est-elle curable ?

Les observations détaillées dans le cours du Mémoire, font

voir qu'elle est parfois curable. On y voit aussi que la phthisie diathésique est bien plus dangereuse que la phthisie acquise par accident.

L'auteur arrive enfin à la troisième partie du programme, qui consiste à indiquer l'influence que doit avoir la contagiosité reconnue de la phthisie sur l'hygiène privée et publique; il s'y occupe des moyens prophylactiques ou préservatifs qu'il est urgent de recommander dans cette conviction.

La prophylaxie se rapporte aux mesures d'hygiène privée et publique capables de neutraliser l'influence des causes et de combattre les modes de l'infection.

Hygiène privée. — *a.* Eloigner les jeunes gens des phthisiques et ne jamais les laisser coucher dans le même lit.

b. Eviter de laisser trop longtemps la même personne auprès des malades.

c. Ne jamais permettre de coucher avec un phthisique ou d'occuper son lit après sa mort, à moins de désinfection préalable complète.

d. Dans une famille où un des enfants est malade de la poitrine, ne pas se contenter de faire subir aux autres un traitement préservatif, mais les éloigner autant que possible, surtout de la chambre du malade.

e. Les personnes qui sont prédisposées ou atteintes de la maladie doivent moins que toute autre fréquenter les poitrinaires.

Hygiène publique. — Si la phthisie a diminué en Italie, on le doit aux progrès de l'hygiène générale et spéciale.

On devrait recommander aux maris ou aux autres personnes de ne pas coucher avec des phthisiques, de prendre des précautions pour prévenir les effets de la cohabitation, de la fréquentation, de ne pas se servir des vêtements ou de ne les vendre qu'après purification complète.

Les autorités devraient chercher les moyens praticables de s'opposer aux mariages des individus phthisiques, et recommander aux familles d'éviter ces unions néfastes pour les conjoints et leurs produits.

Il est certain qu'il y a quelque chose à faire dans ce sens, en vue de la contagion, et aussi contre la transmission hérédi- taire , et ces mesures pourraient s'étendre à quelques autres maladies qui sont une cause de dépopulation et de dégéné- rescence.

A Munich (Bavière), il existe une ordonnance de police qui enjoint de refuser l'autorisation de prendre en nourrice ou en pension un petit enfant, si dans la même pièce où l'on doit élever cet enfant vit et séjourne un phthisique.

Dans les hôpitaux on ne devrait jamais placer un phthisi- que au 3e degré près d'un malade moins avancé, de peur que l'influence pernicieuse de celui qui va mourir n'aggrave l'état de son voisin et ne neutralise l'effet de son traitement.

On ne doit donc pas former des hôpitaux de phthisiques, où ces malades sont entassés et forment un foyer d'infection qui réagit des uns sur les autres.

En les laissant en contact avec les autres malades on a plus de chances de les guérir, mais on court le risque de voir la maladie se communiquer à d'autres qui y auraient échappé.

Le seul moyen efficace serait d'avoir de petites salles bien aérées pour chaque malade , ces salles seraient désinfectées , reblanchies , etc., après chaque décès.

Pour donner des soins aux phthisiques choisir de préférence des personnes âgées , faire des feux dans les chambres, ven- tiler , pratiquer des fumigations variées.

Les personnes qui soignent les phthisiques doivent éviter de recevoir directement l'haleine des malades , les odeurs qu'ils dégagent, celle des crachats , etc. Il faut entretenir une grande propreté sur soi , sur les malades et sur tous les ob- jets à leur usage. Se laver les mains , se rincer la bouche avec quelque substance antiseptique , désinfecter après décès tout ce qui a servi aux malades.

Conseiller de ne pas coucher avec les phthisiques , donner des raisons faciles à trouver suivant les circonstances : nuits agitées, chaleur incommode , toux interrompant le som- meil , etc.

Plus l'intimité est grande entre les personnes, plus le danger est pressant et plus urgentes sont les précautions.

Interdire l'allaitement direct comme moyen de curation.

Dans le cas d'un enfant tuberculeux, il peut y avoir péril pour la nourrice, conseiller alors le biberon.

Entre deux personnes intimes, outre le contact il est encore une communication sympathique, psychique qui augmente la réceptivité des émanations morbides.

Le venin phthisique, quelle que soit sa nature, est absorbé et retenu par les habits de laine comme d'autres miasmes.

Si la condition des familles ne permettait pas d'imposer les mesures de précaution précitées, il faudrait solliciter de la charité publique ou privée les moyens d'arriver à ce résultat.

Des mesures de police sanitaire à intervenir pourraient être sollicitées par les médecins.

Les autorités ne devraient pas reculer devant certaines indemnités envers les familles lorsqu'elles ne peuvent exécuter les mesures de désinfection ou hésitent à détruire les objets tels que meubles, vêtements qui sont une ressource pour elles dans leur dénûment.

Messieurs, voilà l'analyse complète de l'ouvrage soumis à votre appréciation ; il me reste à en juger le mérite, je le ferai en résumant les diverses opinions émises au sein de votre commission.

Par rapport à la forme, au style, nous devons user d'une extrême indulgence et nous rappeler que l'auteur est sans doute étranger et qu'il est bien heureux de pouvoir exprimer ses pensées dans une langue qui n'est pas la sienne ; évidemment chacun de nous voudrait pouvoir écrire ainsi l'anglais, ou l'allemand et nous devons déplorer que l'usage des langues étrangères soit si peu répandu en France, ce qui nous prive de grandes richesses que nous pourrions puiser dans les écrits de nos voisins.

Dans les régions sereines où plane la science, la question des nationalités prend un autre aspect. L'unification des races et des peuples offre mille avantages pour le savant que le destin politique des peuples ne préoccupe pas.

Si l'Allemagne doit nous envahir, elle nous apportera sa philosophie transcendante , son esprit d'ordre et de pondération,
ses investigations patientes, son érudition , ses aptitudes ma-
thématiques, ses recherches et ses vues profondes en chimie ,
en histologie, etc.

Si nous devons absorber l'Allemagne ce sera pour lui inoculer notre ingéniosité , notre goût, notre promptitude de
conception, notre fine critique, notre exposition concise et
nette , notre langue dont la clarté et la précision sont procla-
mées partout. Quel que soit l'avenir réservé à la France , et
chacun de nous le rêve grandiose et prépondérant en Europe,
nous faisons des vœux pour qu'un seul langage soit adopté pour
aider à la communication internationale des intelligences. Le
latin remplissait ce but, il a été abandonné , qu'on choisisse
le français , c'est la langue de la civilisation moderne.

L'auteur nous donne une grande leçon , il cite tous les ouvrages anciens et modernes dans leur texte, il est familier
avec toutes les littératures scientifiques, son érudition est
profonde, et la bibliothèque où il puise semble condenser toutes les publications du monde civilisé.

C'est un esprit encyclopédique , qui lit tout ce qui agite le
monde savant, et qui sait apprécier les doctrines et les systèmes
présents et passés.

Quand au fond, nous nous sommes demandé si notre concurrent avait bien rempli le programme proposé.

D'abord sa croyance dans la contagion de la phthisie a été
approuvée par votre commission , en y mettant quelques res-
trictions et plus de réserve dans l'affirmation (1).

Vous aviez demandé des observations cliniques de transmission phthisique. L'auteur vous a donné une masse d'opinions et de faits très-respectables sans doute et qui lui a coûté

_____

(1) Dans la discussion qui a suivi la lecture de ce rapport, la Société de
Médecine de Toulouse a émis des doutes sur la réalité de la contagion de la
phthisie pulmonaire. Elle pense que des faits bien observés et de nouvelles
expériences sont nécessaires pour bien juger cette question , qui, scientifi-
quement parlant, n'est pas encore résolue.

des recherches laborieuses; mais dans le nombre, il y a des cas douteux, qui discréditent ceux dont l'authenticité et la valeur sont incontestables. Puis cet historique embrasse des époques où la confusion qui régnait dans la science ne permettait pas un diagnostic précis. Cependant, quoique le tubercule ne fut pas connu, on s'entendait parfaitement pour reconnaître une phthisie, une consomption, et si l'on y mêlait quelques bronchites et pneumonies chroniques, l'erreur se commet encore quelquefois de nos jours.

Vous auriez préféré un plus grand nombre d'histoires de maladies observées par l'auteur lui-même, décrites avec la précision de la science moderne, incontestables comme diagnostic, et avec un tel détail dans le récit des circonstances qu'il ne pût y avoir de doute sur le mode d'invasion.

La deuxième partie, celle qui devait renfermer les preuves de la contagion au moyen d'expériences a été pour nous une déception. Non-seulement l'auteur n'a fait aucune expérience par lui-même, mais il a pris à tâche de réfuter celles que nous avons relatées plus haut, ne les trouvant pas en harmonie avec ses idées sur la genèse des tubercules.

Nous ne partageons pas sa manière de voir, nous avons dit pourquoi. Nous aurions voulu qu'au moins, il instituât des expériences directes qu'il aurait pu varier et rendre très-intéressantes et très-concluantes.

Ainsi l'inoculation étant repoussée par lui comme non probante, il aurait pu faire vivre des animaux dans une atmosphère viciée par des phthisiques; il aurait pu leur faire ingérer des matières provenant des cavernes des tuberculeux; il aurait pu faire des applications de ces matières sur leur peau dénudée ou sur leurs muqueuses; il aurait pu, surtout, leur faire respirer, au moyen d'appareils ou sans cela, les déjections, les sueurs, l'expectoration des malades; il aurait pu varier l'espèce animale soumise à ces expériences et les expériences elles-mêmes.

Ces recherches étaient dans la pensée de ceux qui ont proposé la question mise au concours. Il est regrettable qu'elles n'aient pas été réalisées ou du moins essayées.

L'auteur aurait pu également s'étayer de la pathologie comparée et rechercher si dans les maladies des animaux il n'y avait pas des affections semblables contagieuses par infection, et des maladies des organes pulmonaires transmissibles et inoculables.

Il y avait là un rapprochement à faire qui eût été profitable à sa thèse.

La troisième partie, celle qui a rapport à la prophylaxie, devait découler naturellement de la profession de foi contagioniste de l'auteur et de l'énumération des divers modes ou voies de la transmission.

Quelques-unes des mesures proposées ont paru acceptables, d'autres semblent bien difficiles à appliquer.

Quant aux inconvénients qu'il y aurait à divulguer les dangers de la contagion phthisique, ils ne doivent pas nous arrêter. Cette idée de contagion est déjà répandue dans bien des pays, elle n'empêche personne de faire son devoir, on engagera à prendre quelques précautions, ce qui vaudra mieux que de prêcher une sécurité fatale.

Il y a bien d'autres affections dont la transmission est avérée, et l'on ne doit point abandonner les malades qui en sont atteints. La charité, l'humanité et la tendresse sont des sentiments plus nobles et plus puissants que la peur du mal.

Nous terminons ici comme notre auteur, par cette invocation latine :

Valeant et faveant lectores !

Conclusions :

Messieurs, sans approuver toutes les idées et explications émises dans ce mémoire, votre Commission est unanime pour en louer l'esprit, l'ordonnance. En face du travail immense, consciencieux qu'elle avait à juger, considérant que son auteur a bien compris la question à résoudre, qu'il l'a traitée avec conviction et l'a étayée d'un grand nombre de faits et d'opinions tirés d'ouvrages classiques autorisés; que sa discussion des expériences d'inoculation est très-profonde quoique erronée dans ses conclusions; que les moyens qu'il indique comme devant s'opposer aux ravages du mal et au danger de la transmission sont bons à méditer. Tout en regrettant l'absence d'observations propres à l'auteur et celle d'expériences demandées par le texte de la question, votre Commission vous propose : 1° de réserver le prix de l'année ; 2° de décerner à l'auteur du Mémoire envoyé au Concours une médaille d'or de la valeur de 200 francs ; 3° de lui conférer le titre de membre correspondant, s'il ne le possède déjà.

Ces conclusions ayant été adoptées, l'auteur du Mémoire couronné est M. ULLERSPERGER, de Munich (Bavière), Membre correspondant de la Société de Médecine de Toulouse et de plusieurs autres sociétés savantes.

*Bibliographie de la contagiosité de la phthisie pulmonaire.
(Extrait du Mémoire de M. le docteur Ullersperger, analysé ci-dessus.)*

Nous avons beaucoup abrégé les citations et les commentaires de l'auteur. Notre but en donnant cette bibliographie, est de faciliter les recherches de ceux qui voudraient remonter à l'origine et aux preuves de la contagiosité de la phthisie, consignés dans les ouvrages de médecine de tous temps et de toutes les langues ; et nous avons voulu, en outre, mettre en relief l'immense érudition de notre honorable correspondant et lauréat.

Aristote pose dans ses problèmes, cette question *cur (homines) à morbis nonnullis ægrotant, qui appropinquarint patientibus quosdam ægritudines maxime est phthisis ?*

> Problemata Aristotelis, cum duplici translatione antiquâ et novâ... Cum expositione Petri Aponi. Venet. 1501. 2° particul. i. problem. vii. p. 4. et particul. vii. problem. iii. (1).

---

(1) Page 9 du Mémoire se trouve une autre citation tirée d'Aristote, (édit. de Londres in 12°, 1579 Jac. Juntæ. T. vi. p. 52. sut. 7. p. 389.) qui développe et explique la thèse de la contagion de la phthisie pulmonaire par l'intermédiaire de l'haleine méphitique des malades.

Galien écrit : Ἐπισφαλὲς δὲ καὶ τοῖς ὑπὸ φθόης συνεχου, ἔνοις συνδιηυερεύειν, καὶ ὅλως ὅςοι σηπεδονῶδες επιεονςιν, ωςτε καὶ τους οἴκους, εν οἕς κατακεῖνται, δυςῶδεις ὑπάρκειν. (Periculosum præterea est, consuescere his, qui tabe tenentur, atque in totum cum omnibus qui putrido adeo expirant, ut domicilia, in quibus decumbunt graviter oleant.)

De febr. diss. 1, v. 3, t. VII, p. 108. — Editio Kühn. Lips. 1824, in-8°, vol. VII, p. 279,

Alexander Aphrodiseus, surnommé Ἐξηγητης, déclare contagieuse la phthisie pulmonaire.

Dans ses : ιατρικα ἀτορρήματα καὶ φύςικα προβλήματα. C Aristot. operibus Comp. A. de Haller biblioth. medic. pract. edit. Bernens et Basil, 1776, in-4°, tome I, p. 227.

Avicenne place la contagiosité de la phthisie à coté de l'hérédité : Et sunt ægritudinum quædam, quæ *in semine hereditantur*, sicut phthisis, et est præterea ex ægritudinibus quædam, *quæ de uno ad alium transit.... quæ acetosum illud operetur, et sicut phthisis*.

Avicenna, Arabum medicorum principis canon medicinæ. Venetiis, apud Juntas 1595. 2° T. I. Fen. 2. doctrin. 2. p. 95. Columna sinistra.

Voilà donc suffisamment démontré que l'Orient antique avait positivement prononcé la contagiosité de la phthisie pulmonaire.

Jérôme Frascator (1483-1553). *De phthisi contagiosa satis esse notam medicis arbitror, quæ a contagione concipitur :* etc., etc.

Hieronym. Frascatorii Veronensis operum pars I. Lugdun. Batavor. apud Fabrum. 1591. 8°. libr. II. cap. IX. p. 169.

Jean-Baptiste Montanus (1488-1551) s'énonce ainsi : *Non quælibet putredo facit contagium sed maxima et insignis sicut in... phthisi contingit...* etc. Affirmant la contagion de la phthisie pulmonaire et l'expliquant par l'intermédiaire d'une haleine corrompue.

Joannis Baptistæ Montani Veronensis in nonum librum Rhasis ad Mansorem Regum Arabum expositio. Edit. Venet. Anni 1554. 8°. Cap. VII. p. 224 et 225.

Lazare Rivière, célèbre professeur de Montpellier (1589-1655) rapporte plusieurs observations cliniques par lesquelles il cherche à prouver la réalité de la transmission de la phthisie pulmonaire par contagion. Lire l'histoire du receveur Thomas, et celle de la jeune femme qui contracte la maladie en donnant du lait pendant quelques jours à un abbé de Saint-Paul , mort phthisique , et qui la transmet à sa jeune sœur âgée de quinze ans.

Lazari Riverii, prof. Monspeliensis observationes medicæ et curationes insignæ. Hagae Comit. 1656 8° , centur. I, observat. 99, p. 97. Voyez : Edit. 1662. 8°. Obs. 92 , p. 60. Les observations de medecine de Lazare Rivière , etc. Lyon , chez Jean Certe, 8°. Centur. IV. obs. XCII. p. 562.

Dans les *premières expériences de* **Jacobus a Partibus Foroliviensis** (XIII°, XIV° siècles), on lit : *Octavus morbus contagiosus est phthisis* , etc. La maladie se transmet par l'air expiré et respiré, du malade à l'homme sain.

Il rapporte l'histoire d'un médecin qui devint phthisique en sentant les vapeurs émises par les crachats des phthisiques projetés sur des charbons ardents.

Laurent Scholz de Rosenaw , zélé compilateur d'observations cliniques, pense qu'il n'est pas impossible que des émanations putrides provenant de la respiration des malades puissent être aspirées par des personnes saines et leur être nuisibles.

Epistolarum philosopharum medicarum et chymicarum volumen. Francof. 1598. 2°. Epistol. 87. p 132.

Jean Schenk a Graffenberg , de Fribourg en Brisgau , répète les assertions et les expériences de ses prédécesseurs, notamment de Jacob à partibus de Forli.

Joan Schenkii a Graffenberg , medici apud Friburgo-Briogoios , etc. Observationum medicarum variarum lib. VII. Francofurth. sumpt. Jo. Beyeri 1665. 2° Lib. I. p. 225. de phthisi, phthæ, et tabe , etc. Ob. I.

François Valles , ancien professeur à l'université de Henarés et médecin du roi Philippe Ier d'Espagne , admet une infection phthisique par contact et à distance ; il représente à ce sujet les opinions régnantes de son temps.

Franciscus Vallesius , Loci medicinæ communes. Lugdun. 1562. . in 2° lib. III. page 359.

Daniel Sennert, professeur à l'université de Wittenberg (1572-1637), écrit : *Inter causas externas, quæ proximæ et solæ pulmonem corrumpere et in eo ulcus excitare possunt , est primo contagium...,* etc.

Practicæ medicinæ libr. II. Danielis Sennerti. Wittenberg , 1656. in-4°. lib. II. part. 2. Cap. XII. p. 202. in Edit. Lugdun. oper. omnium. T. III. 1676. in 2°. Cap. de ulceris pulmon. et phthis. p. 305. Causæ externæ.

Au nord de l'Europe, à Copenhague, **Olaf Borch**, célèbre professeur, inscrit dans ses dissertations académiques : *Phthisis contagio inficit, sed post diuturnam et arctam tantum conversationem...* et p. 292 : *Esculapii enim filii docent, nihil mirum accidere, quod humores phthisicorum familiarius assuetos vicinosque profusis ex ægro corpore vaporibus graveolentibus impurisque corripiant.*

> Olais Borrichii dissertationum Academicarum Selectioris argumenti. T. II. Hafniæ. 1715. 8°. de contagio morborum et vitiornm, p. 291.

Michel Ettmüller, professeur à Leipzig (1644-1683), se prononce très-positivement pour la contagion de la phthisie pulmonaire :

Contagiosa quoque ad modum est exulceratio pulmonum phthisica confirmata.... aut per halitum quoque corporis ex præcordiis expiratum ; aut per sputum et saniem expectoratum se propagat... Hinc liberi cum parentibus, consortes et conjuges cohabitantes, sibi invicem facile hoc malum communicant...

> Mich. Ettmülleri opera medica theorico-practica, etc. T. II. Edit. Genev. 1736. in 2°. p. 681.

Bernard Gladbach, dans ses *Praxeos medicæ idea novissima omnium morborum origo*, etc. (Herbonæ. 1694. in-8°. p. 430. § 87), agite la question de savoir si l'air imprégné des particules issues d'un poumon ulcéré est introduit dans les voies respiratoires, ou mêlé à la salive des personnes saines qui approchent des phthisiques ou cohabitent avec eux ; dans tous les cas on voit la phthisie se contracter dans ces conditions chez les individus prédisposés à la maladie.

Richard Morton, qui a fait époque par son Traité de la phthisie pulmonaire et qui a observé dans un pays où cette maladie est plus commune que partout ailleurs, s'exprime ainsi : *Contagium etiam hunc morbum propagat. Hic enim affectus, uti frequenti experientiâ observavi, lecti socios miasmate quodam, sicuti febris maligna inquinat.*

> Richardi Morton opera medica. Phthisiologia. Genev. 1696. 4°. p. 28.

Philippe Salmuth rapporte des observations fort curieuses d'infection phthisique concernant des personnes de haut rang : Trois jeunes Margraves de Brandebourg, qui périrent successivement et en peu de temps pour avoir eu le même précepteur atteint de phthisie, avec lequel ils étaient sans cesse.

L'auteur ajoute : *Les catarrhes étant contagieux par l'haleine,*
qu'y a-t-il d'étonnant que la phthisie puisse se communiquer par
l'infection de l'air occasionnée par les exhalaisons des malades.

Philippi Salmuthi observationum medicarum Centuria tres, e præfatione
Conringii. Brunswig. 1648. 4° Centur. III. P. 142. Obs. 64. snb phthisis contagiosa.

Après les fermentistes viennent les acrimonistes, dont le principal représentant fut **François de Le Boé Sylvius** (1614-1672).
Celui-ci parlant en géuéral des causes qui font naître la phthisie
pulmonaire : *Præter quas contagii quoque fit apud authores me-*
dicos mentio, quà tenus expiratus a phthisis aër , ore naribusque
proprius admotis excipitur et inspiratur , à quo miasmata fœtida
et acria continenti alii , consaguinci præsertim afficiantur , infi-
ciantur , et tandem in morbum similem „ phthisin prolabantur.

Les acrimonistes supposèrent que la cause prochaine de la
phthisie pulmonaire était un *âcre* d'une nature particulière; ils
ont tenté d'expliquer par le moyen de ce miasme comment le vice
phthisique devenait *héréditaire* dans les familles et comment il
était *contagieux.*

Francisci de Le Boé Sylvii opera medica. 1679. 4°. Tractatus 3, de phthisi.
p. 693. LXIX. Phthisis a contagio.

Jean-Jacob Manget, fameux compilateur (1652-1742), expli-
plique comment la phthisie pulmonaire devient contagieuse :
Phthisin morbum est incurabilem sic contagiosum quoque esse
nemo forte vel leviter in praxi versatus negaverit. Per inclusia,
per vestes , per lintea , per lectos phthisin communicatam fuisse ,
mille docent exempla. Suit l'histoire d'un sénateur dont la femme
meurt phthisique; s'étant remarié , il défend à sa nouvelle épouse
de se servir des hardes de la défunte à l'exception d'une mouffe
très-précieuse de zibeline. Elle la porta , mais commença bientôt
à tousser, devint phthisique et périt.

Manget se sert également de la théorie corpusculaire qui se prête
fort bien à soutenir la thèse de la contagiosité.

Jo. Jacobi Mangeti bibliotheca medico–practica. Genev. 1739. 2°. 2° édit.
T. IV, p. 299 et puis ibid. p. 204. de niro phthisico contagio.

Frédéric Hoffmann (1660-1742), le plus savant praticien de
son époque : *Singularis superest quæstio, quæ in utramque par-*
tem a medicis agitatur , ut phthisis sit contagiosa ? Ego vero neu-
tiquam vercor, hoc asserere vel statim eo restringere, est ejusmodi

miasma, si non ad phthisin adducendam , tamen , si dispositio jam adsit , ad promovendam existimen idoneum , etc.

Frederici Hoffmanni opera omnia physico-medica , etc., Genev., 1748, 2°. tom. III, § XVIII. Phthisis contagiosa , p. 287. In'édit., anni 1740 , 2°. tom, III, cap. XI, § XVIII , p. 287.

Jean-Baptiste Morgagni (1694-1768), et son célèbre maître *Vasalva* (1666-1723), professaient dans un pays où déjà la phthisie passait pour contagieuse. Ils avouaient l'un et l'autre qu'ils hésitaient à ouvrir les cadavres des phthisiques, de peur de contracter la maladie. (Le vénérable Portal fit un aveu semblable). *Vasalva postea quam juvenis in phthisis periculum venit , etc.*

Voy. Morgagni. Opera omnia , tom. III , edit. Patavin , 1764 , 2°. Epistol. XXII , 3, p. 194.

Le comte François Roncalli-Parolino (1692-1763), qui observait à Brixen en Tyrol , où la maladie est moins fréquente que dans les pays de plaine, n'en constate pas moins la propagation de la maladie par voie héréditaire ou contagieuse in :

Historiæ morborum observationibus auctæ , etc. Auctore Francisco Roncalli Parolino. Brixiæ, 1741, 2°. observationes in phthisin, p. 140.

Jean Forti ou **Fortius** , qui exerça à Vérone , Padoue , Venise et Modène (1603-1678), écrit dans ses Consultations : *Caveant interim consanguinei seperstities a domesticà et præsertim cubiculi , ejusdem supellectili, ne a phthisici infectis miasmatibus tabem ducant.*

Raymundi Jo. Fortis Veronensis consultationum et responsionum medicarum. Centur. IV, Genev., 1677, 2°. Centur. II, Consult. XXXVI, p. 166.

Baillou , à Paris (1538-1616) , écrit : *Sive quod quum nullus medicorum hactenus monuerit nos , quanta sit tabes et contagio pulmonum affectorum , e quibus aura venenata effertur facile eos quibuscum versantur inficiens ac contaminans, nemo sibi providerit , et ita incautus venenata qualitate infectus fuerit.*

Baillou se prononce moins positivement à ce sujet que ses maîtres Duret, Houillier et Fernel, dont les citations suivent :

Gulielmi Ballonii medici parisiensis opera omnia, Genev., 1762, 4°, tom. II , lib. I, cons. XXII , p. 47.

Duret, dans ses *Scholia* , ne répète que ce que dit **Houillier** : « *Si sputum e pulmone educatur et vel carbonibus inductum, ut vult Hippocrates , in Aphorismis , vel , ut Philoteus , in vas vitreum aquâ plenum et impositum prunis injectum, ut in calescendo*

*dissolutum vaporum edat , ægro et assidentibus manifestam gravi-
tatem et contagiosum halitum inspiret lethale est.*

Jacobi Hollerii , Medici parisiensis, etc., de morbis internis, libri duo , Parisiis , 1577, 8º, lib. I, cap. xxviii, p. 125

Jean Fernel (1497-1513), puise sa conviction sur la contagiosité de la phthisie dans ses propres principes sur les maladies
contagieuses : *Manifesti totius substantiæ morbi , ut phthisis , sca-
bies... et qui hujus sunt generis contactu quidem et fiunt et afficiunt,
neque tamen in hoc contagiosum genus referri debent , quod nihil
occultum , malignumque recipiant.*

Jo. Fernelii Ambiani , universa medicina, etc. Lutetia Parisiorum 1567, 2º. lib. II , cap. xi. Occultorum morborum differentia, pag. 99. (Fernel n'est pas né à Amiens , comme le dit le titre ci-dessus , il naquit à Clermont).

Théophile Bonnet (1620-1689), rapporte l'histoire d'un gar-
çon âgé de six ans : « *Puelli mater Martio sequente phthisica obiit,
lethum accelerante, qui in procinctu erat : in malum incidit tum ob
συγγενικοῦ φδεναδὲς, tum ob contagium a puello , quem in ulnis
perpetuo habebat , semper accubuum.* »

Theophili Boneti, sepulchretum anatomicum, Genev., 1700, 2º. tom. I , lib. II, sect. vii, observat. xxvii, p. 695.

Le baron Van Swieten (1700-1772), commentateur d'Armand
Boerhaave , écrit : *Certe juvenis ille , cujus modo mentionem feci,
infecit sororem et ancillam , quæ ipsi in morbo assidue ministra-
verat , etc...* Et puis : *Talibus autem phthisicis consuescere tutum
minime videtur cum putridus sputorum halitus , ab astantibus
unâ quum aere inspiratus, in pulmones trahatur, metus enim est ,
ne contagio in sanos propagetur morbus.*

Van Swieten , comment. in aphorismos Hermanni Boerhavii , edit. Lug-dun,, tom. iv, p. 72, § 1206.

Joseph Quarin (1733-1814), est convaincu de la contagiosité
de la phthisie pulmonaire : *Ego autem aliquot , quæ diu nocteque
cum phthisicis maritis in eodem conclavi versabantur eodem morbo
de unum correptas fuisse memini.* Il rapporte l'histoire d'une jeune
femme devenue phthisique par son mariage avec un tabescent, et
qui communiqua sa maladie à deux autres maris successifs qu'elle
eut après la mort du premier.

Joseph comte de Quarin, Comp. animadversiones practicæ in diversos morbos , Vienne, 1786, 8º, p. 68, de phthisi.

Maximilien Stoll, cette illustration de la médecine autrichienne (1742-1788), ne conteste pas la nocuité des rapports avec les phthisiques, sans admettre positivement la contagion. Voici ce qu'on trouve dans ses œuvres posthumes : *Equidem non puto phthisin purulentam aut aliam esse contagiosam, quamvis plurimi id asserunt, et quamvis Morgagnius phthisicorum corpora nunquam dissecuerit, ex metu scilicet contagii. Quæso, an abcessum pus fundentem times ob contagium ? Si, in pulmone locatus sit, nonne idem erit, excepto loco suo ! Nihilominus sudor impurus tabidi hominis aerem cubiculum inquinat; admissus et susceptus ab accumbente inferre potest.*

Ces doutes du célèbre gastriciste Viennois, font voir que sa conviction n'était pas bien faite, il pose des questions sans les résoudre, peut-être n'avait-il pas observé des faits concluants comme tant d'autres, qui ont admis la contagion par le raisonnement seul.

Maximiliani Stoll, Prælectiones in diversos morbos chronicos, Vindobonæ, 1789, post ejus obitum edidit, Joseph Egerel, vol. II, in-8°, p. 128

Jean-Daniel Metzger (1739-1805), s'énonce ainsi : *Les doutes que j'ai manifestés dans : Adversariis medicis II, p. 136, sur la contagiosité de la phthisie pulmonaire, furent dissipés par un accident survenu sous mes yeux, en Westphalie, de sorte que* Fritza *et moi, sommes maintenant tous les deux convaincus de la contagion réelle de la phthisie pulmonaire.* Suit l'histoire d'un jeune homme qui, suivant l'usage pratiqué en Westphalie, dut prêter ses soins à un de ses voisins qui succomba à une phthisie pulmonaire. Accablé de fatigue et de sommeil, ce jeune homme eut l'imprudence de se coucher dans le lit du malade qu'on venait d'enterrer ; il périt six mois après du même mal.

Jean Daniel Metzger's Vermischte Schriften, 3 Bend Ko"nisberg, in-8°, p. 43, 1784.

John Pringle (1707-1782), raconte que sur trente-trois personnes chargées de raccommoder des tentes, dans lesquelles des phthisiques avaient couché, seize périrent par infection.

Jean-Théophile Grundmann, intercale dans sa traduction de l'ouvrage de Raulin (Préface de cet ancien professeur de l'Université d'Altorf), une observation fort douteuse : (Wien., 1788, 8°, I, p. 23, note). Celle d'un jeune homme qui devint phthisique pour avoir porté, sans les faire laver, des bas tricotés par une femme atteinte de cette maladie et imprégnés de ses sueurs. Le jeune homme devint très-malade , cependant Grundmann parvint à le guérir.

Holst, médecin à Hambourg, signale un autre mode d'infection : un homme de trente-deux ans contracta une phthisie trachéale pour avoir fumé avec une pipe appartenant à un moribond de phthisie pulmonaire.

Journal d'Hufeland, Band 7, Stuck 4, p. 145.

On a cité dans les fastes phthisiologiques , des cas d'infection au moins douteux, sinon incroyables , comme celui qui attribue la maladie au fait d'avoir passé pieds nuds par dessus les crachats d'un phthisique, ou celui de religieuses qui avaient touché le cordon au moyen duquel une sœur phthisique ouvrait la porte d'un couvent.

Gazette de santé , par Gardanne, 1787. Ces observations douteuses discréditent les réelles.

Vicq-d'Azyr admet que la lactation par une nourrice étrangère, ou par une mère phthisique, à laquelle le mariage aurait dû être interdit , peut déposer le germe fatal dans le nourrisson.

Vicq-d'Azyr, Encyclopédie méthodique, Paris, 1824. in-4°, t. xi, p. 757.

Hugues Maret de Dijon (1726-1786), vit succomber beaucoup de personnes n'ayant ni la moindre disposition héréditaire, constitutionnelle , diathésique , ou acquise, qui avaient porté les habits des phthisiques décédés. Il cite trois observations où la cohabitation rendait évidente l'infection.

Cet auteur français prouve que, non-seulement la phthisie pulmonaire est contagieuse, mais il a aussi observé des fluxions de poitrine contagieuses , ce qui vient à l'appui de ce que nous avons déjà dit.

Esprit des journaux , 1779, mars, et cahiers semest. de l'Académie de Dijon , 1784,

Le docteur Benoît-Chrétien Vogel, déclare que le linge, les habits, les ustensiles , meubles dont les phthisiques se sont servis peuvent propager le mal. Il cite le cas suivant : Un homme de quarante ans, robuste et bien portant, n'ayant jamais montré de disposition à la phthisie, succomba à cette maladie qu'il avait contractée près de sa femme phthisique, qu'il ne quittait ni nuit ni jour , couchant dans le même lit.

Benoît-Chrétien Vogel, Beobachtungen aus der Heilkunde , 1774.

Chrétien - Théophile Ludwig (1709 - 1773), sans enthousiasme pour la contagion de la phthisie, convient que, concurremment avec certaines causes occasionnelles ou prédisposantes, la maladie peut devenir infectieuse : *Contagiosum et hœreditarium hoc malum esse, multi adserunt quod quidem asertum variis observationibus confirmatur.*

> D. Christian Gotlieb. Ludivig. Institutiones medicinæ practicæ, edit. novis. Colon. Allobrog., 1787, in-8°, § 784, p. 366.

Docteur Ludwig-Gotfr. Klein, professe brièvement : *Contagiosa est φθόη atque circa ac qui noctia exacerbatur.*

> D. Ludov. Gotfr. Kleinii interpres clinicus c. præfatione L. B. Albert, Haller, Francofurt et Lips, 1759, in-8°, p. 232.

Philippe Neuter, dit : *Phthisis mariti facile communicatur uxori non autem illa uxoris facile marito communicatur* (opinion également émise par Chesneau).

> Fundamenta medicinæ theorico-practicæ A. Georg. Philippo Neuter, Argentorat, 1748, in-4°, 2, ɪ, tabul. ʟᴠɪ, 373-6.

Jean Van Gorter, de Gorter (1689-1762), disciple de l'illustre Boerhaave : *Quædam species sunt volatiles aeri miscibiles, aliæ magis fixæ quæ sine ad tactu non adficiunt, uti phthisis.*

> Johannis de Gorter, Praxis, medic. system, t. ɪ, de morbis generalibus. Francof. A. M. 1755, in-4°, lib. ᴠ, de causis morborum, S. 254, sub. contag. 272, ɪɪɪ.

Un autre Hollandais, **Van den Bosch**, de La Haye, rapporte un cas remarquable de transmission phthisique d'une femme à son mari.

> Historia constitutionis verminosæ, edit. nov., par J. Gatti. Ackermann, Norimberg, 1779, in-8°, cap. ɪɪɪ, sect. ɪɪɪ, p. 251-4.

Michel Sarcone (1732-1797) écrit : *La phthisie est une maladie très-infectieuse ; elle se communique par un miasme, par contagion, par des effluves. Or, malgré cette faculté contagieuse, elle ne possède pas la force de se répandre généralement et de devenir épidémique. Je sais fort bien que le savant Cochi s'est efforcé de soutenir que la phthisie pulmonaire n'infecte pas ; mais, tout en respectant le souvenir d'un homme qui fut l'ornement de la science médicale en Italie, je dois cependant combattre cette fausse opinion.*

> Del Contagio del Vajuolo, 1770 ; Traité de la petite vérole et de son extirpation, traduit de l'italien par Lentin.; Gotting. 1782, p. 229, § 97.

Merklin attribue , p. 678, *loc. cit.*, à **Joh. Schmith**, de Dantzig (mort en 1690 , âgé de 66 ans), un article, intitulé : *De miro phthisiœ contagio* , inscrit dans les Ephémérides des Curieux de la Nature , ann. ix et x , n. 45. C'est là une erreur qui a pris cours dans la science et qu'il importe de rectifier. L'article en question est de **Benoit Gullman**, et non de Schmith. Il a trait à l'histoire d'une jeune femme mariée à un phthisique , et qui succomba à la maladie qu'elle avait évidemment contractée dans ses rapports avec son époux, comme il ressort des circonstances et de la marche de la maladie , parfaitement décrites et rapportées par notre auteur.

Ephém. Academ. Nat. cur. centur. IX et X. August. Vindelicor 1722 , p. 294. Obs. xxvi.

Jeannet des Longrois a recueilli deux exemples de phthisie contagieuse.

Journal de Paris , 10 et 20 octobre 1780. De la pulmonie, p. 35 et 36.

Il faut citer aussi parmi les faits cliniques la quatrième observation de **Fournier** , de Dijon.

Observations sur la fièvre lente ou hectique, traduit du français ; Leipzig 1782 , p. 75. (1).

Il s'agit ici d'un jeune Anglais venu à Montpellier pour se faire traiter d'une phthisie avancée. Le doctenr Marcot, de Londres, et deux autres médecins lui avaient conseillé le lait de femme. Il se procura à Montpellier deux nourrices pour une grosse somme d'argent et une rente viagère de 300 fr. De ces deux femmes , la plus belle n'en jouit pas longtemps ; car trois mois et onze jours après sa lactation, elle succomba à une phthisie pulmonaire ulcéreuse.

Raulin (1708-1777) , dit à la fin du chapitre ii , p. 15 : Il n'y a pas apparence qu'on contracte la contagion de la pulmonie lorsqu'elle n'est qu'au premier degré ; au second elle est à craindre ; *elle est redoutable au troisième.* Tout son ouvrage n'est qu'une collection d'observations dont il résume les résultats. Le chap. iii traite de la pulmonie contagieuse, qu'il attribue à un miasme exhalé par les malades par la transpiration et la respiration. La contagion de la pulmonie est redoutée en Provence plus que partout

(1) Les indications bibliographiques du docteur Ullersperger , puisées dans les traductions allemandes qu'il a sous la main, permettront tonjours de remonter aux ouvrages originaux,

ailleurs ; les malades sont isolés autant que possible, et l'on prend
bien soin de détruire les effets qui leur ont appartenu.

Il répète, p. 60 , l'observation de Manget , et reproduit, p. 61,
deux observations de Rivière , qu'il fait suivre d'une autre de
Chesnau.

L'histoire suivante est de Raulin : c'est celle d'un abbé , âgé de
40 ans , qui devint très-malade de la poitrine pour avoir fait ha-
bituellement la partie de piquet avec une dame de 60 ans morte
pulmonique.

> Traité de la phthisie pulmonaire , avec la méthode préservatrice et cu-
> rative de cette maladie , fondée sur des observations. Paris 1784 ,
> in-8°, par Joseph Raulin ; traduit en allemand par Grudmann, avec
> des notes par Vogel.
>
> Nouvelles observations sur la phthisie pulmonaire , par Raulin , faisant
> suite à l'ouvrage qu'il a publié sur cette maladie. Paris 1784 , in-8°.
> Remarques aphoristiques, p. 92.

Théophile Baumès (1777-1828) adopte une triple contagion de
la phthisie pulmonaire : par *génération* , par *cohabitation* et *at-
mosphérique* ; il l'attribue à un *venin spécifique*, et donne à l'appui
plusieurs observations qui lui appartiennent , et que nous ne rap-
porterons pas ; car il est facile à tout le monde de lire Baumès.

> Traité de la phthisie pulmonaire. Paris 1805 , tom. 1, p. 49 , 50, 95
> et passim.

Lurde, cité par Baumès, rapporte des cas de contagion de phthisie pulmonaire.

> Journal de médecine militaire , t. 1 , p. 32.

Brieude prend de préférence en vue les qualités élémentaires
des substances purulentes développées dans les poumons ; il pense
qu'il faut attribuer la contagion à la nature de cette suppuration.
La température du climat rend la contagion plus ou moins ac-
tive.

> Traité de la phthisie pulmonaire. Paris et Strasbourg 1804 , in-8° , t. 1,
> p. 41.

Jacques-Pierre Maygrier (1771-1835) , après avoir raconté
une observation de transmission probable, présume que la contagion de la phthisie pulmonaire est plus à craindre lorsque la consomption du poumon se lie et succède à quelque maladie de nature
contagieuse , comme certains exanthèmes aigus (rougeole) ou à
des catarrhes infectieux.

> Dictionnaire des Sciences médicales. Paris 1820 , in-8° , tom. 42 ,
> p. 158.

Le professeur Van Geüns avance que les consomptions à la suite
de rhumes négligés, qui enlèvent un grand nombre de jeunes gens,
se communiquent facilement et souvent à tous les individus d'une
famille, aux gardes et aux domestiques. Cette contagion est
même plus à craindre et plus fâcheuse que celle de la dyssenterie...
il est surtout dangereux de coucher dans le même lit avec les
malades, ou de porter leurs chemises, habits, etc.

Orationes II de Civium valetudine Reipublicæ, Rectoribus imprimis
recommendanda, tom. 3, art. 4.

Les mesures de police sanitaire et d'hygiène publique contre la
phthisie pulmonaire ont été commentées par l'Italien **Cantabro.**

Opuscula medica., Roma 1793.

Bari, fameux médecin napolitain, demanda, en 1784, que
douze médecins examinassent la question de la contagion de la
phthisie, ainsi qu'on l'avait fait à Florence. D'après Cantabro, les
avis furent partagés; les partisans de la contagion furent principalement **Mariano Narduzzi**, **Sarcone** et **Targioni**; leur influence l'emporta, et ils obtinrent de l'autorité des édits et rè-
glements concernant les précautions à prendre pour éviter la
propagation du mal.

Pierre Franck, célèbre professeur de l'Université de Pavie,
et le collége sanitaire de Florence, avaient formulé des prescriptions pour arrêter les effets de la contagion phthisique. Pierre Franck
fut un des premiers médecins légistes, et son ouvrage a encore
aujourd'hui une grande valeur pratique. On y lit ce qui suit :
*Le bien portant des deux époux devrait être secondé par l'interces-
sion de la police dans son désir ou dans sa demande d'être séparé
à thoro de l'autre époux phthisique et capable d'infecter. S'il existe
déjà des enfants pris du même mal et dans un degré bien avancé,
on devrait les séparer et prohiber qu'ils ne couchent ensemble
dans le même lit.*

Système de police médicale..... Vienne 1786, 3e édit. in-8°, vol. 1,
p. 305.

J. Ernest Wichmann veut aussi que la prophylaxie de la phthisie pulmonaire incombe à la police. Il s'explique ainsi sur le degré
de contagiosité de la maladie : *Elle n'empoisonne pas subitement
l'atmosphère comme la peste, la petite vérole, la scarlatine, ou
par un contact passager comme la gale ; mais elle infecte comme*

mainte autre maladie , sans éruption cutanée... Il a vu la maladie
se propager aux enfants, aux domestiques, aux personnes qui communiquent le plus fréquemment avec les malades , et principalement la contagion lui a paru évidente entre époux.

Hannoverisches Magazin , 51 Stück, vom. 26 juni 1780; in-4°, p. 802,
et aussi dans ses Kleinc Medicinischen schriften. Wien. 1801 , p. 74,
P. vi et p. 77.

Benjamin Rush , professeur à l'Université de Philadelphie
(1745-1813) nous apprend que la phthisie passe pour contagieuse en
Amérique.

Dans un discours fait à la Société philosophique de Philadelphie
en 1775 , il dit :

*En Espagne , en Portugal , en Italie , on prend des précau-
tions hygiéniques contre la transmission de la phthisie pulmonaire
par les vêtements , les lits , etc. Chez nous , cette maladie n'est
pas encore si dangereuse , et cependant il existe des faits qui attes-
tent que des phthisiques ont infecté par leur haleine des personnes
saines.*

Hannoverisches Magazin , 98 Stuck , 6 décembre 1776 , p. 1567.

Benoit-Chrétien Vogel , de l'Université d'Altdorf , dont nous
avons déjà fait mention (V. p. 8), relate dans son Recueil d'observations cliniques le cas d'une mère, âgée de 46 ans, qui contracta
la maladie en soignant sa fille phthisique.

Recueil d'observations cliniques médicales et chirurgicales. Altdorf und
Nürenberg 1805 ; in-8°, p. 125.

Dietr. Wilhelm Sachtleben tient la forme ulcéreuse de la
phthisie comme la seule contagieuse. Il s'étonne que quelques médecins , comme Cochi , Castellani et Portal , aient pu avoir des
doutes sur la contagiosité de cette maladie. Cependant lui-même
admet la nécessité d'une certaine prédisposition pour qu'elle puisse
devenir réellement contagieuse.

Versuch einer Medicina clinica , II Th. , p. 22, X. Ansteck ung. Dantzig , 1792 , in-8°.

Ici l'auteur du Mémoire, le docteur Ullersperger, remontant
un peu l'ordre chronologique suivi jusqu'ici, cite :

Abraham Zacutus Lusitanus , médecin juif de Portugal
(1570-1642) , écrit au sujet de la fièvre hectique : *Progigritur
etiam ex ulcere pulmonis à quo exustæ fuligines , perpetuo cordi*

communicat ac ipsius substantiam pauxillatim depopulantur et ipsam febrem accendunt, quæ in principio putrida et contagiosa existit.

Et dans un autre passage : *Utrum phthisis sit morbus contagiosus ?*

Responde affirmative unanimi medicorum munitus voto...

> Zacuti Lusitani med. et philosoph. operum, tom. 2. Praxis historiarum ; Lugdun. 1649 ; 2° libr. 4 historiarum ; capit. 27, De Febre hectica, p. 599, et libr. 2, p. 374.

Jean-Baptiste Borsieri de Kanifeld (1723-1785) rapporte les lois qui exigeaient la destruction des objets ayant appartenu ou servi aux phthisiques. Ces lois étaient principalement en vigueur à Bologne ; dans quelques pays exista même l'obligation pour les médecins, sous peine d'amende, de désigner les malades phthisiques à l'autorité, et de faire des rapports réguliers sur leur état.

> Institution. méd. pract , vol. 4, édit. Hecker, p. 47. Leipsiæ 1826, in-8°.

Vivenat rapporte que l'hôpital de l'Olivuzza, à Palerme, est uniquement destiné à recevoir des phthisiques, et qu'il doit son existence à l'opinion généralement répandue autrefois chez les médecins, et actuellement dans le peuple, que la phthisie pulmonaire est contagieuse. On y évacue les phthisiques des autres hôpitaux et l'on y reçoit des malades de toutes les parties de la Sicile.

> Vivenat, Palerme et sa valeur comme station thérapeutique. Erlanger 1860, in-8°.

En Italie il existe beaucoup de publications hygiéniques pour mettre le public en garde contre la contagiosité de la phthisie pulmonaire, telles que la suivante :

> Istruzione al publico sub contagio della tisichezza. Napoli 1782, in-8°.

Van Biervliet (sur la contagion de la phthisie pulmonaire), sans date ni autre indication bibliographique, s'énonce ainsi : C'est une opinion généralement répandue dans les pays méridionaux que cette maladie est contagieuse. On détruit par le feu tout ce qui a servi à l'usage spécial du malade. On rapporte des faits qui paraissent authentiques et très-concluants. Il raconte ensuite le cas suivant, qui est fort intéressant, et dont il garantit l'exactitude :

Un de mes amis d'enfance (écrit Vanbiervliet), dont le père est mort phthisique dans un âge peu avancé, mourut phthisique à son tour vers
l'âge de vingt-six ans. A peu près deux ans avant sa mort, il avait
épousé une jeune femme d'une excellente constitution ; c'était, en un
mot, une fleur de santé. Un enfant est né de ce mariage. La mère de cette
jeune dame était une femme robuste, à large poitrine (elle est morte à
un âge très-avancé). Son père vit encore ; il compte plus de soixante-dix
ans. Elle a deux sœurs et un frère, tous mariés et encore bien por-
tants. Il n'existe de traces de scrofules chez aucun membre de toute
cette famille. Quand la maladie du mari fut arrivée à son troisième
degré, la femme ne voulut pas encore quitter le lit qu'elle occupait en
commun avec le malade. Elle resta sourde à toutes les observations que
je lui fis à ce sujet. Elle céda enfin, mais il était trop tard. Trois mois
après la mort de son mari, qu'elle ne pleura guère, elle eut une première hémoptysie ; ses règles disparurent. Elle eut recours à la médecine ; ce fut en vain. Elle mourut quelques mois plus tard avec tous les
signes d'une phthisie confirmée. Je n'ai pu découvrir aucun cas de cette
affection dans sa propre famille. Le chagrin n'a été pour rien dans sa
maladie. Sa fortune lui donnait une position assez indépendante. Elle
habitait une maison spacieuse, bien exposée, entourée d'un vaste
jardin, et située dans la partie la plus élevée et la plus agréable d'une
petite ville de Flandres, et dans laquelle je ne connais aucune cause
spéciale d'insalubrité.

Cette observation est très-importante ; elle est détaillée, con-
cluante, ne donne prise à aucune objection, et fait voir que la
contagion phthisique existe même dans une région où on ne la croit
pas généralement possible. Malheureusement, elle ne porte pas
d'indication bibliographique ; ce qui est étrange dans un travail
aussi consciencieux que celui de notre auteur ; c'est un oubli sans
doute facile à réparer.

Nous voici arrivés, dans cette étude chronologique, au ix⁰ siècle,
ère de précision scientifique, dans laquelle l'histoire de la contagion se lie à celle de l'inoculation.

En Angleterre, **Cullen**, sur plusieurs centaines de phthisiques,
en a à peine vu un, chez lequel la maladie lui ait paru produite par
contagion.

James Clark est aussi anticontagioniste ; cependant, il conseille de ne pas coucher avec les phthisiques, et même d'éviter de
partager la même chambre qu'eux.

Artur Leared a relevé, en 1848, dans l'hôpital de Brompton,
7 cas, que l'on peut regarder avec certitude comme provenant de
contagion.

Thomas Reid n'admet la contagion que dans certaines circonstances de cohabitation.

On nature and cure of consumption. — Traduit de l'Anglais en Allemand, par Diel, Offenbach, 1787, 8°.

Dr C. J. Lorinter, de Berlin, écrit : « *La phthisie pulmonaire peut être communiquée par contagion aux personnes qui ont la moindre réceptivité pour elle.* »

Die Lehre von den Lungenkrankheiten von Dr C. J. Lorinser. Berlin, 1823. In-8°, p. 88.

François-Emmanuel de Fodéré (1764-1835) croit la phthisie pulmonaire contagieuse à sa dernière période, surtout pour ceux qui s'imprègnent directement du pus, de la sueur et de l'haleine des malades.

Leçons sur les épidémies ; 1822, t. i , p. 219.

Dr J. Georg. Zimmermann ne pense pas que la nature de la contagion phthisique soit très-violente, mais cependant il l'a vue se communiquer du mari à la femme partageant le même lit.

Über die Erfahrung in der Arzneykunst. Zürch. 1787. In-8°.

On trouve dans **Moyse Eichels** les deux observations suivantes : 1° celle d'une femme robuste mourant phthisique, affection constatée par l'autopsie, après avoir épousé un mari poitrinaire, duquel elle eut trois enfants qui périrent de la même façon ; 2° celle d'un mari qui subit le même sort par son union avec une tuberculeuse.

De tuberculorum contagio. Würechburgi ; 1832. In-8°, p. 12 et 19.

Émile Bernardeau, dans un Mémoire inséré dans la Gazette médicale de Paris, 1845, tome xiii, 2e série, p. 591. (*Histoire de la phthisie pulmonaire*), nouvelles recherches sur l'étiologie et le traitement de cette maladie, mentionne la contagion comme une des causes générales de la phthisie, et cite quelques cas à l'appui.

M. Jules Guérin, rédacteur en chef de la *Gazette médicale*, ajoute quelques faits relatifs à la contagion de la phthisie, à ceux cités par Bernardeau dans son Mémoire (1).

---

(1) Dans son discours à l'Académie, 2 juin 1868, M. Guérin a apporté de nouveaux faits à l'appui de la contagion phthisique.

Austin Flint, rapporte une observation de phthisie communiquée.

Isaac Hay's, American journal. Philadelph., vol. xxxv, January 1858,
p. 52, art. ii, obs. 5.

Le Dr **Windrif**, de Cassel, communique cinq observations très-
intéressantes, que nous résumons parce que notre auteur oublie
de donner une indication bibliographique, destinée à les faire re-
trouver. 1° Un jeune homme, étudiant en Médecine à Paris,
rentre dans sa famille, en province, et meurt phthisique; il lègue
sa garde-robe à son frère de lait, jeune campagnard fort et robuste, qui porte ces habits, et meurt poitrinaire un an après.
2° Une femme bien portante, épouse un phthisique, devient mère et
succombe à la maladie de son mari, peu de temps après la mort
de celui-ci. 3° Une jeune personne meurt phthisique pour avoir
porté les habits de sa sœur jumelle, victime de la maladie qu'elle
avait acquise accidentellement. 4° Une domestique, robuste cam-
pagnarde, devient poitrinaire pour avoir soigné avec assiduité et
affection une jeune dame, emportée par la maladie; le mari fut
également affecté d'une bronchite chronique inquiétante, qui ne
s'améliora qu'après cinq ou six ans. 5° Une femme de soixante ans,
d'un tempérament nerveux, succombe à la phthisie confirmée
quelque temps après la mort de son fils, avec lequel elle couchait :
ce dernier avait contracté la maladie en prison.

Windrif ajoute : « On a une trop grande propension à attribuer à
l'hérédité de la phthisie dans la même famille les faits de transmission par les habits, les meubles et la cohabitation intime. »

En Allemagne, dans la langue vulgaire, on confond l'hérédité
avec la contagiosité. Ainsi, on dit de la gale, je l'ai héritée, au
lieu de, je l'ai contractée « *Jch habe sie geerbt.* »

Thierry constate que la phthisie est plus commune et plus contagieuse en Catalogne que partout ailleurs.

Observations de physique et de médecine faites en différents lieux de
l'Espagne. Paris, 1791. In-8°, t. i, p. 259.

Jean Ernest Wichmann (déjà cité), pense que l'on peut beaucoup contre la propagation de la maladie, par les mesures hygiéniques qu'il conseille.

Kleim medicinische Schrifften von ihm substgesammeit. Wien. 1801. p. 77.

Frédérich Chrétien Bach écrit que la phthisie n'est crue contagieuse que dans le Midi de l'Europe.

> Grunzüge zu einer pathologic der austerkenden krankheinten. Halle und.
> Berlin, 1810, p. 24, § 15.

En 1810, encore, on brûlait sur la plage de Naples les effets ayant appartenu aux phthisiques, et cela sous peine d'amende, et même de galères.

> Istruzione al publico sul contagio della tisichezza scritta per Sovrano commando della Facolta medica del supremo magistrato di sanita di Napoli.

Alphonse Leroy proclame aussi le degré de contagiosité plus grand de la phthisie pulmonaire observée dans les pays méridionaux de l'Europe.

> La médecine des Mères, etc., traduit en allemand, par P. Fischer. Hilburghausen, 1805. In-8°.

Honn place la contagiosité parmi les causes de la phthisie pulmonaire (*Principii medicinœ*, p. 134).

G. B. Goutte (*La phthisie pulmonaire est-elle contagieuse?* Paris, 1804, in-8°).

Louis-Benoît Jaffé (Berolin, *Dissert.*, 1828).

Reiner Aloys Eichels, 1832.

Pésani, 1839.

De Muynck (*De la Contagiosité de la phthisie pulmonaire*, 1850).
Les cinq derniers auteurs ne se sont occupés que de la contagiosité en général, au point de vue théorique. Ils ne donnent aucun fait clinique à l'appui.

Guibout, à la Société Médicale des Hôpitaux, se prononce pour la contagion et cite plusieurs faits à l'appui de son opinion.

> Gazette Hebdomadaire 1866, n° 24. Gazette médicale de Lyon. Voyez les observations (4 faits, p. 147. 3 autres p. 293. Presse médicale Belge, 1865-6) reproduites par la Revue thérapeutique médico-chirurgicale.

M. Berthet, dans le Congrès international de Médecine, tenu à Paris en 1867, rapporte plusieurs faits de communication phthisique entre époux. Il fut appuyé par le **Dr Galligo**, qui cite l'ouvrage de **Vardi** sur le même sujet. Or, il y a là une erreur. Ce Vardi est inconnu, et l'on a voulu sans doute faire allusion à **Eusèbe Valli** (1762-1816) qui a publié un mémoire *Sulla tisi ereditaria*.

Florence, in-12°, 1796. Ce Valli fit des expériences téméraires sur l'absorption des venins et virus ; un essai *sur la fièvre jaune (?)* lui coûta la vie en 1816.

A la deuxième séance du Congrès international de Paris (19 août 1867), M. le Dr J. Seco Baldor, de Madrid, revenant sur la transmission de la phthisie par cohabitation, signalée par M. Berthet, cite plusieurs faits observés par lui qui la confirment.

Siglo medico, 19 septembre 1867, p. 582.

A. Chrichton prétend que le virus phthisique demande cinq semaines à deux mois d'incubation avant de se manifester sur le sujet contaminé.

Ou pulmonary consumption. London, 1823, p. 222.

Dr Sanchez Toca, dans la cirquième session du Congrès médical Espagnol, se fit entendre sur la transmissibilité de la phthisie pulmonaire.

Dr Felix Garcia Caballero lut, à la réunion du mois de juin 1865 de la faculté de Madrid, un mémoire sur la : *Idea general de la tisis tuberculosa, y de su estudio, y de su posible transmissibilitad.*

El Siglo medico, 10 juin 1866], p. 358.

Cette question de la contagiosité de la phthisie pulmonaire a été agitée à l'Académie de médecine de Madrid ee 1807.

Memorias de la Real Academia de medicina de Madrid. Tom. II, part. 1, p. IV, in-4°, Madrid, 1862.

Don Pedro Felipe Monlau comprend la phthisie au nombre des maladies endémiques et contagieuses de l'Espagne.

Elementos de hygiene publica O'Arte de conservar la salud de los pueblos. Madrid, 1862, in-8°, part. 1. p. 368-369, sub. 247 et sub. 229, p. 344.

En Portugal, la contagion est redoutée même des animaux domestiques.

J. P. Macedo Pinto veut que les animaux phthisiques soient séparés et séquestrés. Compendio de veterinaria, o curso completo de zooitrica domestica. 2da edicion, vol. I, 8°, Coïmbra 1854. Section V. c. VII, p. 235.

François Aust se prononce pour l'infection répandue autour d'eux par les phthisiques, infection d'où peut naître la maladie chez ceux qui les approchent.

Dissertatio de causis phthisiseos. Berolin, 1860, in-8°, p. 10.

Le D^r VVilliam **Budd** est convaincu que la phthisie est une maladie véritablement zymotique (due à un principe fermentescible), de nature spécifique. Elle n'est jamais d'origine spontanée, elle est seulement perpétuée par loi de succession continue. La matière tuberculeuse est ou renferme la matière spécifique morbifique, elle constitue le principe par lequel la phthisie se propage d'une personne à une autre.

The Lancet, n° xv. 12 octobre 1867. p. 466. Nature and mode of propagation of phthisis.

Le Dr **Paget de Cambridge**, revendique la priorité des idées émises par Budd.

Le professeur **Buhl**, de l'Université de Munich, a fait des leçons, il y a déjà bien des années, où la théorie ci-dessus est exposée et même poussée plus loin. Ces leçons n'ont pas été publiées, de même que celles du professeur **Dittrich**, de la même Université, qui partage les opinions de Buhl, prétendant que tout tissu, tout exsudat, à un certain état de régression, peuvent se transformer en substance tuberculeuse. Ils soutiennent que la tuberculisation miliaire est toujours causée par des produits caséeux, qu'elle est une maladie infectieuse semblable à la pyoémie, à la variole; qu'elle *est une maladie spécifique de résorption et d'infection*, etc.

Dans la voie des inoculations tuberculeuses, **Villemin** a été devancé par le professeur **Klenk**, qui, en 1843, avait inoculé avec succès la tuberculose d'un homme à un lapin, et sans succès du lapin à une corneille.

Unter suchungen und Erfahrungen im Giebete der anatomic, Physiologic. micrologic. Unde wissen schaftichen Medecin. Leipsig. 1843. in-8°, Band. s. 123. § 24.

A la théorie de Budd répond **Richard Payne Cotton**, médecin senior de l'hôpital *for consumption Brompton*, qui ne pense pas que la phthisie pulmonaire soit une maladie contagieuse dans le sens ordinaire du mot, quoiqu'elle soit transmissible sous certaines conditions d'un mari à sa femme et avec moins de probabilité viceversâ.

The Lancet, n° xviii. 2 novembre 1867. p. 550.

Il donne aussi une curieuse statistique de cet hôpital Brompton spécial pour les poitrinaires, dressée à la demande de Richard

Payne Cotton par **Vertue Edwards**, médecin résidant de l'hôpital.

En 17 ans, on y a traité 15,262 phthisiques et l'on y a donné des consultations à 102,369 personnes atteintes de cette maladie.

Les divers médecins et employés de la maison ont offert plusieurs cas de phthisie sans qu'on puisse les attribuer à la contagion acquise près des malades.

Il est vrai, insinue malicieusement notre auteur, que ces Messieurs doivent rester *cicero pro domo sua.*

La bibliographie de l'inoculation tuberculeuse est également complète chez notre auteur, nous ne la reproduirons pas parce que nous pensons qu'elle est parfaitement connue des savants qui s'intéressent à cette question, et que nous devons nous borner à la contagion de la phthisie qui est le sujet principal du mémoire analysé.

Nous pourrions ajouter ici une foule de faits qui ont été mentionnés et rapportés depuis que cette question est à l'ordre du jour, notamment à l'Académie de médecine et à la Société médicale des hôpitaux.

Nous pensons que ces faits deviendront toujours plus nombreux parce que l'attention des médecins se portera davantage sur les circonstances étiologiques qui ont déterminé l'invasion de la maladie chez les phthisiques qu'ils auront à soigner.

Nous faisons des vœux pour que les observations soient recueillies désormais avec une exactitude, une précision et une méthode réellement scientifiques, ce qui manque à la plupart des histoires rapportées par les auteurs, et qui est nécessaire pour leur donner un caractère d'authenticité incontestable.

Nous ne doutons pas que la Commission de phthisiologie instituée près de la Société médicale des hôpitaux ne réunisse bientôt une masse de documents qui serviront à élucider cette question encore obscure pour beaucoup d'esprits dont la conviction sera entraînée par le nombre et l'évidence des faits.

Les faits bien observés sont la meilleure base de toute doctrine, les interprétations viendront ensuite.

Liste par ordre chronologique des principaux auteurs qui ont écrit en faveur de la contagion de la phthisie pulmonaire.

Hippocrate , 460 avant Jésus-Christ..
Aristote , 384 avant Jésus-Christ....
Alexander Aphrodisius?............
Galien , 131 après Jésus-Christ. ....
Avicenne, 978 après Jésus-Christ...

XVIe SIÈCLE.

Jacob de Forli.............	1500
Fernel....................	1513
Montanus..................	1554
Frascator.................	1553
Valles....................	1562
Houillier.................	1577
Scholz de Rosenau.........	1598

XVIIe SIÈCLE.

Bierling..................	16..
Baillou...	1616
Sennert.	1637
Walschmidt................	16..
Schurig...................	16..
Jacutus...................	1642
Salmuth...................	1648
Riedlins..................	1655
Rivière...................	1656
Schenck...................	1665
Sylvius...................	1672
Fortis....................	1677
Ettmuller.................	1683
Bierling..................	....
Bonnet....................	1689
Gladbach..................	1694
D'Olaeus..................	1694
Richard Morton............	1696

XVIIIe SIÈCLE.

Vasalva...................	1700
De Haen...................	1704
Olaf Borch................	1715
Blegny....................	1716
Neuter....................	1718
Pertallozzi...............	1720
Gullmann..................	1722
Faleonet..................	1724
Menget....................	1739
Hoffmann..................	1740
Roucalli..................	1741
Vicq-d'Azyr...............	1748

Van Gorter................	1755
Rlein.....................	1759
Bertrandi.	1763
Morgagni..................	1764
Antoine Portal............	1768
Sarcone...................	1770
Vogel.	1771
Van–Swiéten...............	1772
Ludwig....................	1773
Rush......................	1776
Raulin....................	1777
Van den Bosch.............	1779
Narducci..................	1780
Jeannet de Longrois.........	1780
Desault...................	1780
Pringle...................	1782
Fournier..................	1782
Evers.....................	1782
Frize.....................	1783
Metzgers..................	1784
Maret.....................	1784
Bari......................	1784
Borsieri..................	1785
Quarin....................	1786
Pierre Franck.............	1786
Thomas Reid.	1787
Grondmann.................	1788
Stoll.....................	1789
Targioni..................	1790
Holts (de Hambourg)?.......	....
Sachtleben................	1792
Cantabro	1793
Piccioni?.................	....
Cammerer?.................	....
Deguer?...................	....
Castellani?...............	....
Van Biervliet?.............	....

XIXe SIÈCLE.

Wichmann..................	1801
Brieude...................	1804
Baumès....................	1805
Wendt.....................	1805
Hufeland..................	1820
Maygrier..................	1820
Welter?...................	....
Van Geuns?................	....
Léared....................	1848
Vivenat...................	1860

www.ingramcontent.com/pod-product-compliance
Lightning Source LLC
Chambersburg PA
CBHW070827210326
41520CB00011B/2155